Samir Chelali

Les outils d'évaluation des troubles du comportement alimentaire

Samir Chelali

Les outils d'évaluation des troubles du comportement alimentaire

Les échelles et questionnaires d'évaluation des troubles du comportement alimentaire

Presses Académiques Francophones

Mentions légales / Imprint (applicable pour l'Allemagne seulement / only for Germany)
Information bibliographique publiée par la Deutsche Nationalbibliothek: La Deutsche Nationalbibliothek inscrit cette publication à la Deutsche Nationalbibliografie; des données bibliographiques détaillées sont disponibles sur internet à l'adresse http://dnb.d-nb.de.

Toutes marques et noms de produits mentionnés dans ce livre demeurent sous la protection des marques, des marques déposées et des brevets, et sont des marques ou des marques déposées de leurs détenteurs respectifs. L'utilisation des marques, noms de produits, noms communs, noms commerciaux, descriptions de produits, etc, même sans qu'ils soient mentionnés de façon particulière dans ce livre ne signifie en aucune façon que ces noms peuvent être utilisés sans restriction à l'égard de la législation pour la protection des marques et des marques déposées et pourraient donc être utilisés par quiconque.

Photo de la couverture: www.ingimage.com

Editeur: Presses Académiques Francophones est une marque déposée de
Südwestdeutscher Verlag für Hochschulschriften GmbH & Co. KG
Heinrich-Böcking-Str. 6-8, 66121 Sarrebruck, Allemagne
Téléphone +49 681 37 20 271-1, Fax +49 681 37 20 271-0
Email: info@presses-academiques.com

Produit en Allemagne:
Schaltungsdienst Lange o.H.G., Berlin
Books on Demand GmbH, Norderstedt
Reha GmbH, Saarbrücken
Amazon Distribution GmbH, Leipzig
ISBN: 978-3-8381-7070-1

Imprint (only for USA, GB)
Bibliographic information published by the Deutsche Nationalbibliothek: The Deutsche Nationalbibliothek lists this publication in the Deutsche Nationalbibliografie; detailed bibliographic data are available in the Internet at http://dnb.d-nb.de.

Any brand names and product names mentioned in this book are subject to trademark, brand or patent protection and are trademarks or registered trademarks of their respective holders. The use of brand names, product names, common names, trade names, product descriptions etc. even without a particular marking in this works is in no way to be construed to mean that such names may be regarded as unrestricted in respect of trademark and brand protection legislation and could thus be used by anyone.

Cover image: www.ingimage.com

Publisher: Presses Académiques Francophones is an imprint of the publishing house
Südwestdeutscher Verlag für Hochschulschriften GmbH & Co. KG
Heinrich-Böcking-Str. 6-8, 66121 Saarbrücken, Germany
Phone +49 681 37 20 271-1, Fax +49 681 37 20 271-0
Email: info@presses-academiques.com

Printed in the U.S.A.
Printed in the U.K. by (see last page)
ISBN: 978-3-8381-7070-1

UNIVERSITE DE ROUEN
FACULTE DE MEDECINE

ANNEE 2010   N°

THESE

Pour le

DIPLOME D'ETAT DE DOCTEUR EN MEDECINE
Qualification : Psychiatrie

Par

Samir CHELALI

Né le 12 février 1975 à ALGER

Présentée et soutenue publiquement le : 27 Avril 2010

LES ECHELLES ET QUESTIONNAIRES D'EVALUATION DES TROUBLES DU COMPORTEMENT ALIMENTAIRE : REVUE SYSTEMATIQUE

Président : Madame le Professeur Florence THIBAUT

Directeur : Monsieur le Docteur Frederico Duarte GARCIA

1

Par délibération en date du 3 mars 1967, la faculté a arrêté que les opinions émises dans les dissertations qui lui seront présentées doivent être considérées comme propres à leurs auteurs et qu'elle n'entend leur donner aucune approbation ni improbation.

SERMENT D'HIPPOCRATE

Au moment d'être admis à exercer la médecine, je promets et jure d'être fidèle aux lois de l'honneur et de la probité. Mon premier souci sera de rétablir, de préserver ou de promouvoir la santé dans tous ses éléments, physiques et mentaux, individuels et sociaux. Je respecterai toutes les personnes, leur autonomie et leur volonté, sans aucune discrimination selon leur état ou leurs convictions.

J'interviendrai pour les protéger si elles sont affaiblies, vulnérables ou menacées dans leur intégrité ou leur dignité. Même sous la contrainte, je ne ferai pas usage de mes connaissances contre les lois de l'humanité. J'informerai les patients des décisions envisagées, de leurs raisons et de leurs conséquences. Je ne tromperai jamais leur confiance et n'exploiterai pas le pouvoir hérité des circonstances pour forcer les consciences. Je donnerai mes soins à l'indigent et à quiconque me les demandera. Je ne me laisserai pas influencer par la soif du gain ou la recherche de la gloire.

Admis dans l'intimité des personnes, je tairai les secrets qui me seront confiés. Reçu à l'intérieur des maisons, je respecterai les secrets des foyers et ma conduite ne servira pas à corrompre les mœurs. Je ferai tout pour soulager les souffrances. Je ne prolongerai pas abusivement les agonies. Je ne provoquerai jamais la mort délibérément. Je préserverai l'indépendance nécessaire à l'accomplissement de ma mission.

Je n'entreprendrai rien qui dépasse mes compétences. Je les entretiendrai et les perfectionnerai pour assurer au mieux les services qui me seront demandés. J'apporterai mon aide à mes confrères ainsi qu'à leurs familles dans l'adversité. Que les hommes et mes confrères m'accordent leur estime si je suis fidèle à mes promesses ; que je sois déshonoré et méprisé si j'y manque.

A Madame le Professeur THIBAUT,

Qui nous fait l'honneur de présider cette thèse.

Nous sommes honorées de l'intérêt que vous avez porté à l'élaboration de cette thèse. Vous nous avez soutenue, guidée et encouragée tout au long de ce travail.

Nous avons eu la chance et le plaisir de travailler à vos côtés. Nous apprécions votre dynamisme, votre chaleur humaine et la pertinence de vos points de vue.

Votre disponibilité à l'égard des internes, la qualité de votre enseignement, votre passion communicative pour la psychiatrie, restent exemplaires.

Puissiez-vous trouver, dans ce travail, l'expression de notre très sincère gratitude et de notre profond respect.

A Monsieur le Docteur GARCIA,

Notre Directeur de thèse.

Vous avez suivi ce travail dès son origine, vous l'avez largement inspiré.

Votre disponibilité, votre générosité dans le temps consacré, la pertinence de vos remarques, ne sont plus à démontrer.

Au-delà de ce cadre, vous nous avez transmis des exigences de précision et de qualité dans la prise en charge des patients, associées à un goût d'approfondir toujours plus nos connaissances.

Votre enseignement est d'un prix inestimable.

Veuillez trouver ici l'expression de notre immense reconnaissance et de notre sincère amitié.

A Monsieur le Professeur Pierre DECHELOTTE,

Pour la confiance que vous nous avez accordée. Notre dette est infinie concernant votre enseignement.

Nous avons eu la chance de bénéficier de vos vastes connaissances théoriques et de votre expérience clinique en nutrition, pour nous très enrichissantes.

Vous nous faites l'honneur de juger cette thèse.

Veuillez trouver ici l'expression de notre reconnaissance pour avoir bien voulu accorder un intérêt à ce travail en acceptant de le juger. Votre regard ne pourra que l'enrichir.

Recevez ici le témoignage de notre estime et de notre profond respect.

A Monsieur le Professeur Bertrand MACE,

Vous avez répondu hâtivement à nos sollicitations et manifesté votre intérêt pour ce sujet.

Vous nous faîtes l'honneur de considérer et de juger ce travail.

Nous espérons qu'il sera à la hauteur de vos attentes.

Veuillez trouver ici l'expression de notre sincère reconnaissance et de notre profond respect.

A Madame le Docteur Annie NAVARRE COULAUD,

Notre ancienne et notre futur chef de service.

Vous nous avez donné l'amour de la psychiatrie.

Votre accueil chaleureux,

Votre confiance,

Votre disponibilité,

Auront marqué le début de notre collaboration.

Nous admirons la spécificité de vos compétences et de votre expérience en psychiatrie de l'adulte.

Ainsi que la qualité de votre enseignement dans ce domaine.

Veuillez trouver ici le témoignage de notre profonde gratitude et d'une sincère amitié.

Aux autres médecins qui ont œuvré à ma formation,

Professeur Priscille GERARDIN,
Dr Alina HAIVAS,
Dr Jeanne DELABIE-LAFONT,
Dr Amélie LEFEBVRE-TILLAUX,
Dr Didier FERAY,
Dr David MOINIER
Dr Xavier LEMOINE
Dr Noëlle BATTISTELLA,
Dr Olivier DELERIS,
Dr Carole GUEROULT
Dr Olivier GUILLIN,
Dr Sadek HAOUZIR,
Dr Gabrielle ALLIO,
Dr Matthieu FOLLET,
Dr Gaël LEVACON
Dr Sébastien GRIGIONI,
Dr Vanessa FOLOPE,
Dr Agnès RIMBERT,
Dr André PETIT,
Dr Yves PROTAIS,
Dr Hélène DEFAY-GOETZ

A Yasmine, ma Femme,

Merci de m'avoir encouragé à me lancer dans ce sujet,

Merci pour tes relectures, tes remarques,

Merci surtout pour ton immense patience pendant ces longs mois de travail,

Merci pour ton amour qui a été un puissant soutien.

Merci pour tous les instants où tu t'es occupée seule du petit.

Cette thèse est aussi ton œuvre.

A Notre Fils Mehdi,

Je suis très fier de toi,

Merci d'avoir soutenu la « thèse de papa ».

A la mémoire de mon Père,

Merci pour la connivence que nous avions,

Merci de m'avoir transmis le goût des choses simples.

Merci de m'avoir toujours soutenu et aimé.

A ma mère,

Merci pour la vie,

Merci pour tant d'amour et de dévouement dans notre éducation.

Merci de m'avoir toujours encouragé dans les études et donné le goût d'aller plus loin.

A mes parents,

Merci pour les valeurs que vous m'avez transmises.

A mes frères et sœurs,

Ainsi qu'à leurs familles respectives,

Merci pour tous ces morceaux de vie partagés.

A toute ma famille, mes parents, oncles et tantes, cousins et cousines,

A ma belle famille,

A tous mes amis, Gay, Thomas, Davide, Neila, Iustina, que notre amitié soit toujours aussi vraie.

« Si l'on considérait une théorie comme parfaite et si l'on cessait de la vérifier par l'expérience scientifique, elle deviendrait une doctrine.»

Claude Bernard

TABLE DES MATIERES

I. INTRODUCTION..13

II. CHAPITRE I: CONNAISSANCES ACTUELLES SUR LES TCA...18

❖ L'ANOREXIE MENTALE...18

1/ HISTORIQUE..18

2/ CARACTERISTIQUES EPIDEMIOLOGIQUES.......................22

 1. Incidence 23

 2. Prévalence 25

 3. Âge de survenue et sex-ratio......................................28

 4. Evolution et pronostic..28

3/ CRITERES DE DIAGNOSTIC DE L'ANOREXIE MENTALE...........30

 1. Critères de diagnostic de l'anorexie mentale selon de Russel.............30

 2. Critères de diagnostic de l'anorexie mentale selon Feighner...............31

 3. Critères de diagnostic de l'anorexie mentale selon le DSM-III.............32

 4. Critères de diagnostic de l'anorexie mentale selon le DSM-III-R...........32

 5. Critères de diagnostic de l'anorexie mentale selon le DSM-IV.............35

4/ LES FORMES CLINIQUES DE L'ANOREXIE MENTALE...............36

 1. L'anorexie mentale restrictive.....................................36

 2. L'anorexie mentale avec crise de boulimie/purges.............36

 2. L'anorexie mentale masculine....................................36

 3. La forme pré pubère...37

 4. La forme tardive..38

❖ **B- LA BOULIMIE**..39

   1/ HISTORIQUE...39

   2/ CARACTERISTIQUES EPIDEMIOLOGIQUES..40
       1. Incidence 40
       2. Prévalence 41
       3. Âge de survenue et sex-ratio..41
       4. Evolution et pronostic..42

   3/ CRITERES DE DIAGNOSTIC DE LA BOULIMIE.....................................43
       1. Critères de diagnostic de l'anorexie mentale selon de Russel.....................43
       2. Critères de diagnostic de l'anorexie mentale selon le DSM-III....................43
       3. Critères de diagnostic de l'anorexie mentale selon le DSM-III-R..................44
       4. Critères de diagnostic de l'anorexie mentale selon le DSM-IV....................45

❖ **C- LES TROUBLES ALIMENTAIRES NON PECIFIES**........................47

❖ **D- LES TROUBLES ALIMENTAIRES DE L'ENFANCE**........................49

     1/ Le mérycisme...49

     2/ Pica et coprophagie...50

❖ **E- LE SYNDROME DE LA FRINGALE NOCTURNE** « Night Eating Syndrome »....50

❖ **F- LES COMPULSIONS ALIMENTAIRES ET CRAVING**...........................51

III. CHAPITRE II : LES OUTILS PSYCHOMETRIQUES 52

❖ **A - DÉFINITIONS** 52

- 1. DÉFINITION GÉNÉRALE D'UNE ÉCHELLE D'ÉVALUATION 53
- 2. HISTORIQUE 54
- 3. NOTION DE VARIABLE 56
- 4. TYPES D'ITEMS UTILISÉS 57

❖ **B - LES QUALITÉS MÉTROLOGIQUES DES OUTILS PSYCHOMETRIQUES** 58

- 1. SENSIBILITE AU CHANGEMENT D'UN TEST 58
- 2. FIDELITE D'UN TEST 59
- 3. VALIDITE D'UN TEST 61
- 4. LES PERFORMANCES D'UN TEST DE DEPISTAGE 63

❖ **D - PRÉSENTATION DES ÉCHELLES** 66

- **CRITÈRES DE CLASSEMENT DES DIVERSES ÉCHELLES EXISTANTES** 66
  1. SELON LA SYMPTOMATOLOGIE EVALUEE 66
  2. SELON L'UTILISATEUR 66

- **INTERET DE L'UTILISATION DES ECHELLES** 67
  1. RECHERCHE CLINIQUE 67
  2. RECHERCHE ÉPIDÉMIOLOGIQUE 67
  3. ESSAIS THÉRAPEUTIQUES 67
     - LORS DE L'INCLUSION 68
     - MESURE DE L'EFFICACITE DU TRAITEMENT 68
     - EVALUATION DES EFFETS INDESIRABLES 68

- **RÈGLES GÉNÉRALES D'UTILISATION DES ECHELLES** 69

III. CHAPITRE III: LES OUTILS D'EVALUATION DES TCA............70

A. BUT DE L'ETUDE..70

B. METHODOLOGIE..71

1. CRITERES D'INCLUSION..71
2. STRATEGIE DE RECHERCHE BIBLIOGRAPHIQUE..............................71
3. SELECTION DES OUTILS LES PLUS UTILISES.........................…........73
4. CREATION D'UNE GRILLE D'ANALYSE 74
   - 1. LE POIDS CORPOREL...75
   - 2. LES SYMPTOMES COMPORTEMENTAUX DES TCA.................75
   - 3. PREOCCUPATION CORPORELLES EXCESSIVES....................75
   - 4. RESTRICTIONS ALIMENTAIRES..................................76
   - 5. DISTORSION DE L'IMAGE CORPORELLE.........................76
   - 6. TROUBLES AFFECTIFS..77
   - 7. CARACTERISTIQUES PSYCHOPATHOLOGIQUES................77
   - 8. CARACTERISTIQUES COGNITIVES ET PERCEPTIVES............78
   - 9. LA QUALITE DE VIE..78
5. CROISEMENT DES ECHELLES AVEC LA GRILLE D'ANALYSE....................79

C. RESULTATS...79

1) RESULTATS DE LA RECHERCHE BIBLIOGRAPHIQUE.........................79
2) SELECTION ET DESCRIPTION DES OUTILS LES PLUS UTILISES...............83
   - ❖ ENTREVUES SEMI-STRUCTUREES....................................85
      A) L'EATING DISORDER EXAMINATION (EDE)........................85
      B) L'INTERVIEW FOR DIAGNOSIS OF EATING DISORDERS (IDED)..........86
      C) STRUCTURED INTERVIEW FOR ANOREXIC AND BULIMIC DISORD.....88
      D) LE YALE-BROWN-CORNELL EATING DISORDER SCALE..................90
      E) LE FORBIDDEN FOOD SURVEY.....................................91

F) LE COMPOSITE INTERNATIONAL DIAGNOSTIC INTERVIEW (CIDI)....92

G) LE MINI INTERNATIONAL NEUROPSYCHIATRIC INTERVIEW 93

H) LE DIAGNOSTIC INTERVIEW SCHEDULE (DIS)........................95

❖ **QUESTIONNAIRES AUTO-ADMINISTRES**...................................97

    A) LES QUESTIONNAIRES DE DEPISTAGE DES TCA......................97

        ➢ LE BULIT (BULIMIA TEST)...98

        ➢ LE BITE (BULIMIC INVENTORY TEST EDINBURGH)...............99

        ➢ EATING ATTITUDE TEST (EAT)...100

        ➢ LE QUESTIONNAIRE SCOFF...102

        ➢ SHORT EVALUATION OF EATING DISORDERS (SEED)...........104

    B) LES QUESTIONNAIRES DE DIAGNOSTIC BASE SUR LES CRITERES DU DSM-V...105

        ➢ LE QUESTIONNAIRE FOR EATING DISORDER DIAGNOSIS...........105

        ➢ EATING DISORDER DIAGNOSTIC SCALE (EDDS).......................106

        ➢ QUESTIONNAIRE ON EATING AND WEIGHT PATTERNS-R..........107

    C) LES QUESTIONNAIRES DE MESURE GENERALE DES SYMPTOMES DES TCA...108

        ➢ EATING DISORDERS INVENTORY (EDI)...................................108

        ➢ THE EATING DISORDER EXAMINATION-QUESTIONNAIRE.............109

        ➢ ANOREXIA NERVOSA INVENTORY FOR SELF-RATING 110

    D) LES QUESTIONNAIRES DE MESURE SPECIFIQUE DES SYMPTOMES DES TCA...112

        ➢ BODY SCALE QUESTIONNAIRE (BSQ)..112

        ➢ THE BINGE EATING SCALE (BES)..113

        ➢ THREE-FACTOR EATING QUESTIONNAIRE OR EATING INVENTORY....114

        ➢ DUTCH EATING BEHAVIOR QUESTIONNAIRE....................................115

        ➢ MIZES ANORECTIC COGNITIONS SCALE...117

E) ÉVALUATION DE L'IMAGE CORPORELLE.................................118

  ➤ LE BODY SHAPE QUESTIONNAIRE (BSQ).................................118
  ➤ LE BODY ATTITUDE TEST (BAT).................................120

F) LES QUESTIONNAIRES DE MESURE DE LA QUALITE DE VIE DANS LES TCA.................................121
  ➤ THE EATING DISORDERS QUALITY OF LIFE INSTRUMENT........121
  ➤ THE EATING DISORDERS QUALITY OF LIFE SCALE.................121

  ❖ OBSERVATION DIRECTE.................................122

  ➤ STANDARDIZED TEST MEALS.................................122
  ➤ ANOREXIC BEHAVIOUR SCALE.................................123

  ❖ L'AUTO-OBSERVATION (MONITORING).................................124

3) ANALYSE DIMENSIONNELLE.................................125

IV. DISCUSSION.................................127

V. CONCLUSIONS.................................138

VI. LIMITES ET PERSPECTIVES.................................139

VII. RÉFÉRENCES BIBLIOGRAPHIQUES.................................140

INTRODUCTION

Les troubles du comportement alimentaires (TCA) sont classés parmi les affections psychiatriques. Parmi ces troubles figurent l'anorexie mentale (AM), la boulimie nerveuse (BN) et les autres troubles non spécifiés par ailleurs qui ne comportent que certains des symptômes de l'anorexie mentale ou de la boulimie nerveuse (formes partielles) ou sont des formes atténuées de ces troubles (formes subsyndromiques).

Ces troubles n'ont que récemment acquis une identité nosographique propre, après avoir été relégué, il ya encore quelques années, dans les limbes de «détresse psychologique non spécifique», objets de curiosité, mais d'un intérêt limité, car ils étaient considérés comme des événements mineurs de l'épidémiologie. La boulimie a même été classée pour la première fois comme un trouble psychiatrique autonome qu'en 1980, par l'Association Américaine de Psychiatrie (APA) dans la troisième édition du Diagnostic and Statistic Manual (DSM-III).

L'absence de consensus sur les critères diagnostiques avant les années soixante dix, la diversité des méthodes employées et des populations ciblées ont été à l'origine de nombreux biais dans l'évaluation de la fréquence des troubles du comportement alimentaire avec une grande disparité dans les résultats obtenus. Quelques études récentes montrent une augmentation régulière de la fréquence des troubles du comportement alimentaire dans de nombreux pays (Hoek, 2003).

Nous savons maintenant que les troubles du comportement alimentaires ne sont pas (ou plus) très rare (même à l'âge adulte) et ont, au contraire, une prévalence importante

15

(environ 1% pour l'anorexie et jusqu'à 3% pour la boulimie), avec une prépondérance écrasante du sexe féminin (APA, 1994).

La prise de conscience de ces troubles du comportement alimentaire, associée à un risque accru de morbidité et de mortalité, a conduit à une floraison des études de recherche afin d'en déterminer les causes, l'impact social, professionnel et psychologique, d'améliorer les moyens d'aide au diagnostic et d'évaluer les stratégies thérapeutiques, comme en témoigne d'ailleurs le nombre important de publications depuis les années soixante dix sur ce sujet.

Si toute cette vague d'études n'a pas encore donné de résultats satisfaisant dans leur intégralité, cependant, a stimulé la production d'instruments de mesure capables de fournir une classification normalisée complète des symptômes et de leurs variations au cours du traitement.

Les instruments de mesures sont des dispositifs pour mesurer des variables d'intérêt. Ils peuvent être sous forme de questionnaires, d'interview, de calendriers d'observation. Ils peuvent aussi être sous la forme de journaux de bord structuré (auto-observation). Les questionnaires sont le moyen principal pour les épidémiologistes même si les autres méthodes peuvent être tout aussi utiles et chacune a ses forces et ses limites.

Les échelles d'évaluation fondées sur des paramètres cliniques offrent l'avantage d'une grande facilité en s'intégrant à la consultation et à l'examen clinique. En comparaison des procédures diagnostiques plus ou moins invasives, elles sont également peu coûteuses et moins stressantes. Néanmoins, en l'absence d'échelle unanimement reconnue, il est souvent difficile de comparer les résultats des différentes études ou des protocoles thérapeutiques.

Après un rappel sur l'historique, l'épidémiologie, et les différents critères de diagnostic des TCA, nous décrirons dans la deuxième partie de notre travail quelques notions de psychométrie, en insistant sur les trois principales qualités métrologiques d'un bon instrument de mesure qui sont : la sensibilité au changement, la validité, et la fidélité. Dans la troisième partie, la revue de littérature nous permettra de répertorier les différentes échelles d'évaluations décrites et de les comparer entre elles afin de déterminer celles qui nous paraissent les plus adaptées.

CHAPITRE I : CONNAISSANCES
ACTUELLES SUR LES TCA

A. L'ANOREXIE MENTALE (AM)

L'anorexie ou anorexia nervosa (du grec « an » absence, «orexis» appétit, désir) est un trouble psychiatrique sévère qui touche principalement les adolescentes et les jeunes femmes adultes. Ces critères de diagnostic se sont affinés au fil des années, et de nombreuses descriptions cliniques ont été faites tout au long de l'histoire de la pathologie.

❖ HISTORIQUE

Si le concept d'anorexie mentale tel qu'on le connaît actuellement est récent, les premières descriptions sont en fait très anciennes. Un certain nombre de publications récentes (Brumberg, 1988; Skrabanek, 1983; Vandereycken, 1994) a révélé que diverses formes de restriction alimentaire particulièrement sévères, ainsi que des périodes de jeûne, étaient déjà largement pratiquées depuis l'antiquité. Les femmes étaient considérées comme possédées par le démon, puis comme miraculeuses et dignes d'admiration, plus tard, elles étaient considérées comme des fraudeuses cherchant la notoriété et, enfin, elles étaient considérées comme physiquement ou mentalement malades (Brumberg, 1988).

Un exemple notable est Vardhamana, le fondateur du Jaïnisme, qui a vécu au 6e siècle en Colombie-Britannique et qui est mort de jeûne volontaire (Smart, 1967). Les jains excluent de leur alimentation les viandes, les œufs, ainsi que les légumes ayant des racines par peur de causer du mal aux animaux en les déterrant. Bouddha est également passé par une phase de restriction alimentaire, dans la mesure où il pouvait toucher sa colonne vertébrale à travers son abdomen, dans la recherche d'inspiration (Mogul, 1980).

Le thème de la possession démoniaque comme une explication pour le comportement anorexique est souvent retrouvé à cette époque. Deux cas d'exemple, l'un du 5ème siècle et un autre du 8ème siècle sont remarquablement similaires. Dans les deux cas, les jeunes femmes refusées de manger et de boire parce qu'elles étaient considérées comme «possédées par le diable» (Skrabanek, 1990).

Certains auteurs comme Rudolf M. Bell (1994) et Caroline Bynum (1994) soutiennent la thèse selon laquelle les comportements ascétiques des femmes mystiques au Moyen Âge correspondaient à ce que l'on nomme aujourd'hui anorexie. Bell à référencer une liste de 261 cas de jeûne sacré en commençant par sainte Ubaldesca décédée en 1206, jusqu'à Maria Zonfrilli décédée en 1934. Parmi ces 261 cas de auto-privation, 181 (soit plus des deux tiers) sont survenus entre 1200 et 1600 et presque toutes dans le sud de l'Europe. L'exemple le plus connu de ce que certains auteurs appellent aujourd'hui « anorexie sainte » ou « anorexie mystique » est sans doute Sainte Catherine de Sienne (1380), morte d'inanition volontaire vers l'âge de 33 ans et sa canonisation interviendra dès 1461 (Maitre, 1995).

Dès le XVIIe siècle, des adolescentes anglo-saxonnes « fasting girls » fascinent les foules par leur jeûne ininterrompu tout en affichant une ferveur religieuse. Silverman en 1986 décrit le cas de Marthe Taylor, originaire du Derbyshire qui jeûne pendant plusieurs mois. Ce cas est resté célèbre car ce sont de nombreux médecins qui examinent la jeune fille sur la demande du Comte de Devonshire et non des religieuses, ce qui marque l'entrée progressive de l' «anorexie» dans le champ médical. Les médecins de l'époque commencèrent à s'intéresser à ces comportements qu'ils dénommèrent « ANOREXIA MIRABILIS » ce qui signifie perte miraculeuse d'appétit ou « INEDIA PRODIGIOSA » signifiant miraculeuse privation de nourriture.

John Reynolds tente vers 1680 d'infirmer les arguments de la causalité surnaturelle et suggère une étiologie médicale (Brumberg, 1988). Il propose ainsi La théorie de la fermentation corporelle et la conception du sang comme fluide réutilisable, Reynolds à conclu que ces pucelles pouvaient survivre sans manger sans pour autant être des « vierges miraculeuses ». Mais ce n'est qu'au début du XIXe siècle, et avec la découverte des cas de fraude dont le plus célèbre serait celui de Ann Moore en Angleterre en 1807 appelée la jeûneuse de Tutbury, qui après être devenue célèbre par son jeûne prolongé, finit par être confondue et déclarée simulatrice, ce cas à mis fin aux explications miraculeuses.

Certains auteurs (Crémieux, 1942, Jeammet, 1984) attribuent la première description clinique à Richard Morton, dans son ouvrage « Phtisiologia » ou « Traité des consomptions » en 1689, il décrit une forme de dépérissement physique d'origine nerveuse, il rapporte le cas d'une de ses patientes, Miss Duke âgée de 22 ans chez qui il constate un tableau clinique détaillé avec manque d'appétit, refus de nourriture, aménorrhée, hyperactivité, constipation et cachexie.

Cependant, l'anorexie mentale comme entité clinique se constitue seulement à partir des travaux de Charles Lasègue en 1873 et William Withey Gull en 1874. Lasègue propose le terme de « anorexie hystérique » à partir de huit observations de jeunes filles de 15 à 20 ans.

Avec son expérience dans les diverses spécialités de la médecine, il distingue trois phases successives (Lasègue, 1873):

1) Phase somatique : pendant laquelle les patientes allèguent des douleurs gastriques pour justifier la restriction alimentaire.

2) Phase mentale : phase pendant laquelle apparaît la perversion mentale. La jeune fille poursuit sa restriction alimentaire alors que les douleurs ont disparu, ce qui justifie le nom proposé par Lasègue «d'anorexie hystérique» faute de mieux dit-il.

3) La troisième phase allie les deux. La patiente devient réellement malade, faisait allusion aux conséquences engendrées par la restriction alimentaire.

Gull nomme cette maladie apepsia hysterica car il pense qu'elle est due à un défaut de sécrétion de la pepsine gastrique d'où le terme apepsia, et qu'elle ne touche que les filles d'où le qualificatif hystérique (Gull, 1868). Six ans plus tard, W. Gull fait une seconde communication dans laquelle il abandonne l'hypothèse gastrique et insiste sur le refus alimentaire, l'amaigrissement et l'aménorrhée. Il abandonne ainsi le terme d'apepsia hysterica au profit de celui d'anorexia nervosa. Selon lui, cet état mental morbide serait dû à « des troubles centraux héréditaires » et ouvre ainsi la voie à l'hypothèse d'une origine génétique de la pathologie. C'est pourquoi nous pouvons dire que W. Gull est le fondateur de la tradition organiciste, une tradition qui attribue comme cause première à l'anorexie un trouble organique (Gull, 1874).

Bien que Lasègue se focalise sur l'état mental de ses patientes, le terme «anorexie mentale» n'apparaîtra que dix ans plus tard par C. Huchard dans son ouvrage «Traité des névrosés».

Jusqu'en 1914, la plupart des cliniciens partage l'idée qu'il y aurait des causes psychologiques à l'origine de l'anorexie. En 1914, Simmonds a publié un document intitulé "Fatal Hypophyseal Atrophy», dans lequel il décrit un cas cachexie du à une nécrose de la glande hypophysaire. Pendant deux à trois décennies après, les médecins considéraient l'anorexie mentale comme secondaire à une insuffisance globale de la glande hypophyse (pan-hypopituitarisme), et relèverait donc d'un traitement endocrinien. Cette publication engendre un débat entre l'organogenèse et la psychogenèse qui a finalement cessé avec la description de Sheehan de la nécrose hypophysaire du post-partum en 1937.

L'anorexie mentale a été considérée depuis les années quarante comme une maladie psychosomatique où le diencéphale joue un rôle important agissant sur les deux versants de cette cachexie psycho-endocrinienne de l'adolescence (Decourt) ou de cette endocrino-névrose juvénile (Delay).

Actuellement, la physiopathogénie de l'anorexie mentale demeure incertaine mais la plupart des auteurs s'accordent sur un modèle multifactoriel, et les débats s'orientent plus sur la nature de ces facteurs et leur importance respective.

❖ EPIDEMIOLOGIE

L'absence de consensus sur les critères diagnostiques avant les années soixante dix, La diversité des méthodes employées et des populations ciblées ont été à l'origine de nombreux biais dans l'évaluation de la fréquence avec une grande disparité dans les résultats obtenus.

- **L'INCIDENCE**

L'incidence de l'anorexie mentale varie en fonction des sources de recueil des données de 1 à 12 pour 100 000 sujets et par an (Flament, 1995). Quelques études montrent une augmentation régulière de l'incidence de l'anorexie mentale, chez les femmes âgées de 15 à 19 ans (Theander, 1970, Szmukler, 1986) alors que d'autre suggèrent une stabilité (Lucas, 1991, Willi, 1990). Pour Hoek et al, cette augmentation a pue avoir lieu avant les années 1980 mais ne semble plus d'actualité (Hoek, 2003).

C'est le suédois Theander qui, le premier, a signalé une apparente augmentation de l'incidence de l'anorexie mentale, montrant que dans les statistiques d'admissions des hôpitaux psychiatriques du sud de la Suède, l'incidence de l'anorexie mentale avait été multipliée par cinq en 20 ans (Theander, 1970). De même, les études de Monroe Country (Jones, 1980) et celle du nord-est d'Ecosse (Szmukler, 1986) montrent toutes une augmentation de l'incidence de l'anorexie mentale depuis 1960.

D'après Fombonne (1995), l'anorexie mentale à un taux d'incidence trop faible pour mettre en évidence une tendance évolutive car cela nécessiterait de très larges échantillons. Pour cette équipe, il n'y a pas d'augmentation de l'incidence de l'anorexie mentale.

Un des modes de recrutement les plus utilisés est celui des registres de cas d'hôpitaux et parmi les études qui l'exploitent, certaines ne recrutent que des patients admis dans un système de soins psychiatriques, négligeant par là-même tous les patients suivis en nutrition, endocrinologie, pédiatrie, gastro-entérologie, gynécologie, etc. Ainsi, par exemple, Jones et coll. (1980), constatent que les registres du comté de Monroe, New York, durant les périodes

1960-1969 et 1970-1976, laissent échapper environ 22 % des cas d'AN dans cette région (Jones, 1980).

Les autres méthodes utilisées consistent essentiellement en l'administration d'auto-questionnaires ou par des entretiens à visée diagnostique. Il s'avère qu'une procédure en deux temps est la plus fiable pour évaluer l'incidence (Hoek, 2003), d'abord un questionnaire, puis un entretien clinique.

Une des meilleures études rétrospectives réalisée sur registre de cas et étendue à tous les services médicaux et psychiatriques du Canton de Zurich est celle de Willi et coll. (Suisse, 1983), Ils ont étudié toutes les zurichoise âgées de 12 et 25 hospitalisées pour la première fois pour anorexie mentale et obtiennent en termes d'incidence annuelle les résultats suivants pendant trois périodes d'observation:

Tableau 1 — Willi (1983) : incidence de l'anorexie mentale

Période	Femmes de 12 à 25 ans / 100 000
1956-1958	3,98
1963-1935	6,79
1973-1975	16,76

L'auteur attribue l'augmentation de l'incidence à une amélioration des connaissances médicales plutôt qu'à une réelle augmentation des cas.

Dans une enquête de suivi, Willi et al. (Suisse, 1990) mesurent l'incidence de l'anorexie mentale sur la période allant de 1983 à 1985 et les données ont été comparées à l'étude antérieure. Malgré une augmentation en chiffres absolus des cas d'anorexie mentale en 1983-85 par rapport à 1973-75 de presque 30%, l'incidence n'avait augmenté ni dans la population totale ni dans le groupe à risque d'âge comparable. L'auteur l'attribuait à la forte natalité du début des années 60. Toutefois, L'augmentation des vomissements volontaires et de l'abus de laxatifs de 1973-75 à 1983-85 suggérait une augmentation des formes mixtes.

Compte tenu de l'hétérogénéité des méthodologies, il est difficile d'extrapoler les estimations de l'incidence à d'autres populations. Lorsque les facteurs méthodologiques sont pris en considération, il ne semble pas y avoir d'augmentation de l'incidence de l'anorexie mentale (Fombonne, 1995).

- **LA PREVALENCE**

Les premières études réalisées en Suède (Nylander, 1971) et dans des écoles privées à Londres (Crisp, 1976; Szmukler, 1983) estiment la prévalence de l'anorexie mentale chez les jeunes filles âgées de 16 ans ou plus entre 1 et 1,2 %. D'autre études réalisées dans des écoles publiques à Londres chez des adolescentes d'âge identiques obtiennent des taux de prévalence plus faibles entre 0,14 et 0.20% (Szmukler, 1983 ; Mann, 1983). Ces auteurs justifient cette différence par une distribution plus hétérogène de classes sociales dans les écoles publiques (tableau 2). À cet égard, des études épidémiologiques récentes indiquent toutefois que la prévalence de l'anorexie n'est pas fortement liée au statut socio-économique (Chandarana, 1987 ; Pope, 1987).

Dans une étude plus rigoureuse, celle qui porte sur toute la population âgée de 0 à 15 ans de la ville de Goteborg en Suède (Rastam, 1989), le taux de prévalence de l'anorexie mentale est estimé à 0,70 %.

Lucas et coll. (1991), dans son étude réalisée à Rochester dans le Minnesota sur une période de cinquante ans (1934-1984) montrent une augmentation linéaire depuis les années trente de la fréquence de l'anorexie mentale dans la population des adolescentes de 15 à 24 ans, alors qu'elle semble avoir été stable pour les femmes plus âgées et les garçons. Elle représente même entre 1980 et 1984 la troisième maladie la plus fréquente chez les adolescentes de 15 à 19 ans après l'obésité et l'asthme avec une prévalence estimée à 0,48 % (tableau 2). Ces auteurs soulignent une augmentation des demandes de soins, vraisemblablement en rapport avec une prise en charge plus précoce et plus accessible via de nouvelles structures de soins spécialisées ainsi qu'en lien avec une meilleure reconnaissance de la maladie dans la population générale. Cependant, ils concluent à l'absence de variations significatives de la fréquence.

L'American Psychiatric Association (APA, 1994) dans son DSM-IV rapporte une prévalence de l'anorexie mentale entre 0.5-1.0%. En France, la prévalence globale de l'anorexie mentale se situerait entre 1% et 2% de la population des adolescents (Corcos et Jeammet, 1994)

Globalement, on considère que la prévalence vie entière de l'anorexie mentale dans la population féminine est d'environ 0,5% à 1% (Corcos, 2002).

Tableau 2 : Prévalence de l'anorexie mentale

Référence	Site Période	Âge (ans)	Taille de l'échantillon	Diagnostic	Prévalence (/100 000)
Lucas et coll., 1991	États-Unis, Rochester, Minnesota 1985	15-19	32 353	DSM-III-R	F : 0,480
Crisp et coll., 1976	Grande-Bretagne 1967-1974	16-18 ans	7 (écoles privées)	Clinique	F : 1%
Szmukler, 1983	Grande-Bretagne, 6 écoles privées, écoles publiques.	14-19 ans 16-18 ans	1 331	Clinique	F : 0,830 F: 1,11% F : 0,140
Mann et coll., 1983	Grande-Bretagne, 2 écoles publiques à Londres 1982	16-18 ans	262	Clinique	F : 0.2%
Wittchen et coll., 1998	Allemagne, Munich 1995	14-24	3 021	DSM-IV	F : 0,300 F : 1,0004 ° M : 0,000 M : 0,1004 °

° Prévalence vie entière, F : fille, M : masculin.

- **SEX-RATIO**

La prédominance féminine est écrasante, quels que soient les auteurs et les études, elle varie de 90 à 97% des cas. Crisp et al, (1983) recense parmi l'ensemble de ses patients hospitalisés en psychiatrie entre 1963 et 1983 pour anorexie mentale un 1 garçon pour 11 filles.

Dans les études épidémiologiques citées plus haut, le sex ratio garçon: fille est le plus souvent compris entre 1 :9 (Rastam, 1989) et 1 :14 (Jones, 1980). Il est de 1 :16 dans une revue cumulative sur plus de 300 cas de patients traités pour anorexie mentale rapportés dans la littérature (Mester, 1981).

- **ÂGE DE SURVENUE**

L'âge moyen de début de l'anorexie mentale chez les filles est de 16,8 ans dans l'étude de Willi et al (1990). Elle débute le plus souvent entre 15 et 19 ans dans celle de Hoek, van Hoek, et Katzman (2003).

L'anorexie mentale touche de façon caractéristique les adolescentes, et l'on peut distinguer deux pics de survenue : 13-14 ans pour la forme pré pubertaire et 18-20 pour la forme dite pubertaire. Cependant, l'âge de début tend à baisser et des formes très précoces d'anorexie mentale (dès l'âge de huit ans) sont signalées comme particulièrement sévères (Gowers, 2004).

- **EVOLUTION ET PRONOSTIC**

L'anorexie mentale se caractérise par la gravité de son pronostic, qui la classe au premier rang des pathologies psychiatriques mettant en jeu le pronostic vital (Whipple, 1978). La mortalité liée à l'anorexie mentale est de l'ordre de 5% par décennie d'évolution, soit 10 à 12 fois la mortalité observée dans une population générale du même âge (Keel, 2003; Sullivan, 1995). Les principales causes de décès sont le suicide et les complications somatiques. Le taux de suicide est 200 fois plus élevé que dans la population générale (0,00002 suicides par an) (Rogot, 1992).

Il est important de noter que l'AM cause une morbidité importante avec des pathologies diverses telles qu'une dénutrition de gravité variable, une ostéopénie ou une ostéoporose, un retard staturo-pondéral, des conséquences sociales (retard scolaire et difficultés professionnelles), ainsi que des problèmes buccodentaires et gynécologiques. On peut également observer dans l'évolution des patientes anorexiques, l'apparition d'une symptomatologie dépressive plus ou moins marquée, des troubles de la personnalité, des troubles anxieux (phobie sociale, troubles obsessionnels compulsifs) et plus rarement des abus de substances toxiques (alcool, cannabis).

Sullivan (1995) a réalisé une méta-analyse en utilisant une régression linéaire pondérée, il combine les taux brut de mortalité de 42 études publiées pour estimer la mortalité liées à l'anorexie mentale au fil du temps. Chacune de ces études a fournie une définition de l'anorexie, précisé la durée moyenne de suivi, et comportant des données sur la mortalité. Huit études ont été exclues, six par absence de définition claires, une seule car la durée du suivi était indéterminée et incalculables, et une parce que la méthodologie a été ininterprétable. Les taux brut de mortalité due à toutes les causes de décès chez les sujets souffrant d'anorexie mentale dans ces études étaient de 5,9% (178 décès sur 3006 patients). Le taux de mortalité global a été estimé à 0,56% par an, soit environ 5,6% par décennie. Dans les 38 études de cas où la cause du décès était spécifiée (N = 164), les complications somatiques étaient à l'origine de 89 décès (54%), 44 suicides (27%), et 31 décès suite à d'autres causes inconnues (19%).

Ces données mettent en relief le statut de l'anorexie mentale comme un trouble psychiatrique grave avec un risque important de mortalité.

❖ DIAGNOSTIC DE L'ANOREXIE MENTALE

L'absence de consensus sur des critères diagnostiques avant les années soixante ont été à l'origine de nombreux biais dans l'évaluation de la fréquence de l'anorexie mentale. Et c'est essentiellement pour répondre aux contradictions dans les diagnostics cliniques approximatifs que Guze et Robins ont proposé d'en revenir à une nosographie fondée sur un minimum de précision sémiologique tombé en désuétude depuis l'arrivée de la psychanalyse (Guze et Robins, 1970), un courant nosographique qualifié par la suite de "néokraepelinien" (Blashfield 1984).

En collaboration avec J.P Feighner (psychiatre dans le département de psychiatrie à l'Université Washington à St. Louis), leur proposition débouchait en 1972 sur les "Critères de Saint-Louis" couramment appelés "critères de Feighner", lesquels à leur tour ont été utilisés comme base de départ aux Research Diagnostic Criteria (1978), puis généralisés par le DSM-III (1980) (Williams 1982).

Les critères de diagnostic de l'anorexie mentale se sont affinés au fil des années, et de nombreuses descriptions cliniques ont été faites tout au long de l'histoire de la pathologie. Ainsi, Russel en 1970 introduit la notion de la phobie du poids et suggère les critères de diagnostiques suivants:

• CRITERES DE RUSSEL

▪ *Perte de poids induite par le sujet (résultant principalement de l'évitement Volontaire de nourriture)*

- *L'idée exagérée que l'obésité est un état redoutable en est une caractéristique Psychopathologique*

- *Des troubles endocriniens spécifiques après la puberté ou retard pubertaire*

En 1972, Feighner définit d'autres critères plus spécifiques, il introduit la notion de perte de poids de 25 %.

- **CRITERES DE FEIGHNER**

- *Début avant 25 ans*
- *Anorexie avec perte de poids d'au moins 25 % du poids idéal*
- *Comportement perturbé vis-à-vis de tout ce qui concerne la prise d'aliment, la nourriture et le poids :*
  - ➢ *Déni de la maladie avec incapacité à reconnaître les besoins nutritionnels*
  - ➢ *Plaisir apparent à se priver d'aliments*
  - ➢ *Minceur extrême comme image idéale du corps*
  - ➢ *Conduite inhabituelle portant sur la manipulation et le stockage d'aliments.*
- *Pas de maladie médicale rendant compte de l'anorexie et de l'amaigrissement*
- *Pas d'autre trouble psychiatrique*
- *Existence d'au moins deux des manifestations suivantes :*
  - ➢ *Aménorrhée*
  - ➢ *Bradycardie < 60 bpm*
  - ➢ *Épisode de boulimie*
  - ➢ *Lanugo*
  - ➢ *Période d'hyperactivité*
  - ➢ *Vomissements qui peuvent être provoqués*

En 1980, la version III du DSM voit le jour et les critères de l'anorexie sont encore redéfinis excluant cette fois l'aménorrhée comme critère de diagnostique.

- **CRITERES DU DSM-III**

- *Peur intense de devenir obèse qui ne diminue pas au fur et à mesure de l'amaigrissement.*
- *Perturbation de l'image du corps, par exemple, l'anorexique prétend se sentir gros (se) même quand il (elle) est décharné(e).*
- *Perte de poids d'au moins 25 % du poids initial; avant 18 ans, le pourcentage de la perte de poids à partir du poids initial additionné à la prise de poids escompté, extrapolée à partir des diagrammes de croissance normale représente 25 %.*
- *Refus de maintenir son poids au-dessus d'un poids normal minimal, compte tenu de l'âge et de la taille.*
- *Absence de maladie physique identifiée qui pourrait expliquer la perte de poids.*

Dans le DSM–III révisé (1987), deux particularités sont à noter : L'abaissement du seuil de la perte pondérale qui passe de 25 % à 15 % et la réintroduction de l'aménorrhée comme critère de diagnostique.

- **CRITERES DU DSM-III-R**

- *Refus de maintenir le poids du corps au-dessus d'un poids minimal pour l'âge (par exemple perte de poids du corps à 15 % au-dessous de celui prévu).*

- *Intense peur de devenir obèse ou de prendre du poids même s'il y a un amaigrissement.*

- *Troubles de la représentation de son propre poids, de sa taille ou de sa silhouette, par exemple: le sujet affirme se sentir gros même s'il est amaigri; il croit qu'une partie de son corps est trop grosse même s'il est manifestement amaigri.*

- *Chez les femmes, absence d'au moins trois cycles menstruels consécutifs.*

Dans la version IV qui paraît en 1994, se précise la notion de déni de la maladie et de la maigreur morbide, dans une sorte d'anosognosie doublée de dysmorphophobie et de dysmorphognosie. Est également prise en compte le type de stratégie élaborée pour le contrôle du poids : soit une restriction pure et simple, soit un comportement compensatoire dit de « purge » et qui peut consister en des vomissements auto- induits ou en des prises de laxatifs.

- **LA CIM 10 (classification internationale des maladies)**

- *(A) Poids corporel inférieur à la normale de 15% (perte de poids ou poids normal jamais atteint) ou Indice de Masse Corporelle de Quételet inférieur ou égal à 17.5. Chez les patientes pré-pubertaires, prise de poids inférieure à celle qui est escomptée pendant la période de croissance 25*

- *(B) Perte de poids provoquée par le sujet par le biais d'un évitement des «aliments qui font grossir », fréquemment associé à au moins une des manifestations suivantes : des vomissements provoqués, l'utilisation de laxatifs, une pratique excessive d'exercices physiques, l'utilisation de « coupe-faim » ou de diurétiques;*

- *(C) Psychopathologie spécifique consistant en une perturbation de l'image du corps associée à l'intrusion d'une idée surinvestie : la peur de grossir ; le sujet s'impose une limite de poids inférieure à la normale, à ne pas dépasser*

- *(D) Présence d'un trouble endocrinien diffus de l'axe hypothalamo-hypophyso-gonadique avec aménorrhée chez la femme (des saignements vaginaux peuvent toutefois persister sous thérapie hormonale substitutive, le plus souvent prise dans un but contraceptif), perte d'intérêt sexuel et impuissance chez l'homme. Le trouble peut s'accompagner d'un taux élevé d'hormones de croissance ou de cortisol, de modifications du métabolisme périphérique de l'hormone thyroïdienne et d'anomalies de la sécrétion d'insuline*

- *(E) Quand le trouble débute avant la puberté, les manifestations de cette dernière sont retardées ou stoppées (arrêt de croissance ; chez les filles, absence de développement des seins et aménorrhée primaire ; chez les garçons, absence de développement des organes génitaux). Après la guérison, la puberté se déroule souvent de façon normale; les règles n'apparaissent toutefois que tardivement.*

Actuellement, Il semble y avoir un consensus sur la définition de l'anorexie, puisque la majorité des médecins utilisent la définition présentée dans le DSM-IV, qui permet de distinguer deux types selon que la restriction est pure et simple, ou bien associée à un comportement compensatoire dit de « purge ».

- **CRITERES DU DSM-IV**

- *Refus de maintenir un poids corporel au-dessus d'un poids minimum normal pour l'âge et la taille, par exemple:*
  - *Perte de poids visant à maintenir un poids corporel inférieur à 85 % du poids attendu*
  - *Ou incapacité à prendre du poids pendant la période de croissance, aboutissant à un poids inférieur à 85 % du poids attendu.*
- *Peur intense de prendre du poids ou de devenir gros, alors que le poids est inférieur à la normale*
- *Perturbation de la perception de son poids ou de la forme de son propre corps, influence excessive du poids ou de la forme corporelle sur l'estime de soi, ou déni de la gravité de la maigreur actuelle*
- *Chez les femmes pubères, aménorrhée soit absence d'au moins trois cycles menstruels consécutifs (une femme est considérée aménorrhéique si les règles ne surviennent qu'après administration d'hormones, par exemple d'œstrogènes)*
- *Spécifier le type :*
  - *Type restrictif: pendant l'épisode actuel d'anorexie mentale, le sujet n'a pas, de manière régulière, présenté de crises de boulimie ni recouru aux vomissements provoqués ou à la prise de purgatifs*
  - *Type avec crise de boulimie/vomissements ou prise de purgatif: pendant l'épisode actuel d'anorexie mentale, le sujet a présenté régulièrement des crises de boulimie ou des comportements purgatifs.*

❖ FORMES CLINIQUES

➤ Anorexie mentale de type restrictif

Pendant l'épisode actuel d'anorexie mentale, le sujet n'a pas, de manière régulière, présenté de crise de boulimie ni recouru aux vomissements provoqués ou à la prise de purgatifs (laxatifs, diurétiques, lavements…) » (DSM IV)

➤ Anorexie mentale de type avec crise de boulimie/vomissements ou prise de purgatifs

Pendant l'épisode actuel d'anorexie mentale, le sujet a, de manière régulière, présenté des crises de boulimie et/ou recouru aux vomissements provoqués ou à la prise de purgatifs » (DSM IV). La survenue de crises de boulimie touche environ 50% des patientes au cours de l'évolution de l'anorexie.

➤ Anorexie masculine

L'anorexie mentale peut affecter dans 5 à 10 % des cas un jeune garçon (Garner, 1993), mais son incidence pourrait être sous-estimée. Le tableau clinique est assez comparable à celui de la forme féminine, La perte de la libido et de l'érection sont l'équivalent de l'aménorrhée chez la jeune fille, sous-tendue par une diminution des taux de testostérone. Il existe néanmoins des particularités cliniques, en opposition avec l'anorexie féminine. Chambry et al. (2002) rapportent ainsi que les formes restrictives pures sont plus rares que chez la femme, que l'IMC de départ est plus important chez les hommes. Margo (1988) note une obésité pré morbide, ainsi, avant de débuter une conduite restrictive, les hommes pèsent 25 % de plus que le poids moyen observé dans la population générale.

Enfin, les garçons anorexiques ont pour idéal masculin un corps très musclé qui remplace l'idéal de minceur des jeunes filles, ce qui explique sans doute que l'hyperactivité physique soit plus fréquente que l'hyper investissement intellectuel (Margo, 1988).

➢ Anorexie pré pubertaire

Survenant entre neuf et 12 ans, cette forme clinique est rare et sévère. La perte de poids s'accompagne d'un retard de croissance staturale. Plus fréquente chez les garçons, elle entraîne chez les filles une aménorrhée primaire. L'anorexie pré pubertaire révèle une grande fragilité narcissique, et la symptomatologie dépressive est fréquente (Olivry, 1999).

Les critères diagnostiques du DSM-IV et de la CIM-10 ne sont pas adaptés aux enfants et adolescents. Nicholls et coll. (2000) proposent une nouvelle classification, le GOS (Great ormond street) criteria :

a. *une perte de poids déterminée (p. ex., évitement alimentaire, vomissements volontaires, exercice excessif, abus de laxatifs),*

b. *des cognitions anormales relativement au poids, à la forme ou aux deux,*

c. *une préoccupation morbide face au poids, à la forme ou au deux.*

Nicholls et coll ont comparé la fiabilité des critères diagnostiques du GOS, du DSM-IV de la Classification internationale des maladies 10 (CIM10) auprès d'un échantillon de 81 enfants de 7 à 16 ans avec troubles de l'alimentation. Le coefficient d'objectivité était le plus faible à l'égard des critères de la CIM10 (appréciable), important à l'égard de ceux du DSM-IV et parfait à l'égard de ceux du GOS.

➢ Anorexie tardive

La maladie débute alors après 25 ans, survenant à la suite d'un événement familial, tel un deuil, un mariage, une grossesse ou d'une naissance. On retrouve souvent un épisode antérieur d'anorexie à minima. Les éléments dépressifs peuvent être assez marqués. Tout comme la forme précoce, une anorexie déclenchée après 25 ans est considérée comme étant de mauvais pronostic, avec des tendances dépressives plus franches, et un risque de chronicisation plus important. (Jeammet, 1984)

B. LA BOULIMIE

La boulimie ou bulimia nervosa signifie étymologiquement faim du bœuf (dérivé du grec bous, le bœuf et limos, la faim), est caractérisée par des pulsions irrésistibles et impérieuses à ingérer sans faim et avec gloutonnerie des quantités importantes de nourriture sans qualité gustative particulière, réalisant des accès répétés de fringale. Le patient est conscient du caractère anormal de son comportement. Il a recours également à des comportements compensatoires (tels que des vomissements, la pratique intensive de sport, la prise de laxatifs ou de diurétiques).

❖ HISTORIQUE

Il semble exister un certain consensus autour du caractère moderne du syndrome boulimie bien que certains auteurs cherchent à trouver des cas de boulimie dans la littérature médicale des siècles derniers.

Pour retrouver des traces de la boulimie avant le 19e siècle Stein cite le Dictionnaire Médical de James (1743) ou le terme « boulimus » est discuté. On y trouve une description détaillée des symptômes ainsi qu'une proposition des diagnostics différentiels, des hypothèses étiologiques et principes thérapeutiques (Stein, 1988).

En Europe, Gull remarque que certains patients présentent entre les périodes de restriction alimentaire des périodes d'appétit particulièrement vorace (Gull, 1874). Lasègue décrit un "faux appétit impérieux" dans un comportement inverse à l'anorexie chez certains hystériques (Lasègue, 1973). Pierre Janet fait référence en 1903 à plusieurs cas de boulimie, dans son ouvrage « Les obsessions et la psychasthénie », avec notamment celui de Nadia qui présentait un comportement boulimique franc (Janet, 1903).

Bruch décrit la possibilité de survenue de compulsions alimentaires chez des sujets ayant un poids normal (Bruch, 1973). Rau et Green abordent la conduite boulimique compulsive sans se référer à l'obésité ou à l'anorexie mentale (Rau, 1975).

Palmer a énoncé « le syndrome du chaos alimentaire », trouble des conduites alimentaires caractérisées par des accès de boulimie (Palmer, 1979). Et c'est la même année que Gerald Russell définit les critères diagnostiques de la boulimie (Russell, 1979).

Progressivement la boulimie s'individualise par rapport à l'anorexie mentale et l'obésité et ce n'est que depuis 1980, qu'elle est reconnue comme un trouble de l'alimentation autonome par l'Association américaine de psychiatrie.

❖ **EPIDEMIOLOGIE**

- **INCIDENCE**

La boulimie a été peu étudiée du fait du caractère récent des critères diagnostiques de recherche. Son incidence est mal connue, et varie en fonction des populations étudiées (Currin, 2005). Ainsi, parmi les consultants en médecine générale (Hoek, 2006) observe une incidence de 12 nouveaux cas par an pour 100 000 personnes. Pour Hoek, cela doit être considéré comme une estimation basse compte tenu de la réticence des patients à parler de leurs troubles.

- **PREVALENCE**

Les études épidémiologiques font état d'une prévalence assez importante si on ne retient pas le critère de fréquence du DSM-III-R en particulier dans la population d'adolescents. Ainsi la prévalence est estimée par Timmerman à 11,4% chez les filles et à 7% chez les garçons entre 14 et 20 ans si on ne retient que 4 des 5 critères du DSM III R ; cette prévalence tombe à 2% chez les filles et 0,1% chez les garçons si on inclut le critère de fréquence (Timmerman, 1990).

En France, une étude récente portant sur la prévalence de la boulimie chez les adolescentes âgées entre 13 et 19 ans estime la prévalence de ce trouble dans la population générale adolescente à 1,1 % des filles et 0,2 % des garçons, selon les critères du DSM-III-R. Leur étude révèle aussi que 4% des adolescentes à comportements alimentaires perturbés, sont préoccupées par leurs poids, leurs corps et tentent de contrôler leurs statut pondéral mais sans cumuler l'ensemble des critères diagnostiques de la boulimie (Ledoux, 1991; Flament, 1995).

Cependant, un consensus se dégage actuellement, pour évaluer la prévalence de la boulimie autour de 1 % de la population féminine jeune, à partir des études récentes dont les méthodes et les critères diagnostiques sont plus homogènes et rigoureux (Flament, 1995).

- **ÂGE DE SURVENUE ET SEX-RATIO**

La prédominance féminine de la boulimie nerveuse est un peu moins forte que celle de l'anorexie mentale, elle est de 5 à 7 filles pour 1 garçon (Alvin, 2001). L'âge moyen de survenue serait un peu plus tardif, vers la fin de l'adolescence au début de l'âge adulte, entre 17 et 21 ans (APA, 1994; Kendler, 1991).

- **EVOLUTION ET PRONOSTIC**

Une étude a suivi 173 femmes boulimiques plus de 10 ans après le diagnostic (durée moyenne du suivi 11,5 ans +/- 1,9), et à la fin de l'étude, 11 % répondaient encore à tous les critères diagnostics de boulimie ; 0, 6 % répondaient à ceux d'anorexie mentale ; 15,5 % à ceux de TCA non spécifié; 69,9 % étaient en rémission partielle ou complète ; 30 % des patientes continuaient à avoir des crises de boulimie et/ou de recourir à des vomissements provoqués ou à la prise de purgatifs (Keel, 2000). Les principales complications somatiques : sont une perte de l'émail dentaire, la survenue de troubles dyspeptiques (reflux gastrique), un syndrome de Mallory-Weiss ou une rupture œsophagienne, ainsi que des perturbations hydro-électrolytiques.

Il y a peu d'études sur la mortalité dans la BN, mais les complications sont nombreuses et de deux types : psychique et physiques. Ainsi, la BN, sur le plan psychique, se complique souvent de troubles anxieux, de dépression, de tentatives de suicide et de conduites addictives comme l'alcoolisme qui peuvent apparaître au cours de l'évolution.

Les complications physiques surviennent souvent quand les conduites de vomissement (ou d'abus de laxatif) sont fréquentes. Ainsi, les vomissements se compliquent souvent de caries dentaires, d'hypertrophie des glandes salivaires, d'œsophagite et de gastrite. L'abus de laxatifs peut se compliquer de troubles de la motilité colique, d'une mélanose colique et de cardiomyopathie.

La BN évolue le plus souvent sur plusieurs années. Elle se fait classiquement selon trois modalités ; 50 % des patients s'améliorent avec le temps avec disparition progressives des symptômes, 30 % s'améliorent avec persistance de certains symptômes et 20 % ne s'améliorent pas et évoluent vers la chronicité (Godart, 2004).

❖ CRITÈRES DE DIAGNOSTIC DE LA BOULIMIE

• LES CRITERES DE RUSSEL

Pour le DSM-II de 1962 la boulimie n'était pas encore reconnue. Et ce n'est qu'en 1979 avec la version révisée du DSM-II que la boulimie est considérée comme une entité nosographique a part entière. Le DSM-II-R reprend les critères de définition de Russell, proposés la même année.

1. *Les patients souffrent d'envie intense et irrépressible de se suralimenter*

2. *Ils cherchent à éviter la prise de poids en provoquant des vomissements et/ou en abusant de laxatifs*

3. *Ils éprouvent une peur morbide de devenir gros*

Puis en 1980, paraît le DSM-III:

• LES CRITERES DU DSM-III

1. *Episodes répétés d'accès boulimiques (consommation rapide d'une grande quantité de nourriture en un temps limité habituellement moins de 2 heures)*

2. *Au moins trois des manifestations suivantes : A consommation de nourriture hautement calorique, d'ingestion facile, durant un accès, B ingestion en cachette durant les accès, C fin des accès par des douleurs abdominaux ou un endormissement, une*

interruption extérieure ou des vomissements provoqués ou l'usage de laxatifs ou de diurétiques, De fréquentes fluctuations pondérales supérieures à 4,5 kg, dues à l'alternance des excès boulimiques et des jeûnes

3. Conscience du caractère anormal des conduites alimentaires et crainte de ne pouvoir arrêter volontairement

4. Humeur dépressive et autodépréciation après les accès

5. Les épisodes boulimiques ne sont pas dus à une anorexie mentale ou à un autre trouble physique identifié

En 1983, Russel affine sa définition en incluant un critère supplémentaire qu'il juge indispensable au diagnostic de la boulimie qui est celui d'un épisode anorexique inaugural. Avec la version révisée du DSM de 1987, sont introduites les notions de sentiment de perte de contrôle du comportement au moment des accès, de fréquence bi-hebdomadaire, temps limité d'absorption de la nourriture et de celle de préoccupation corporelle, mais n'est pas prise en compte la notion d'un quelconque antécédent d'anorexie.

- **LES CRITERES DU DSM-III-R**

Ces critères plus stricts introduisent un critère quantitatif et un critère psychopathologique, la préoccupation morbide pour le poids et la forme du corps. Ils autorisent un diagnostic simultané d'anorexie mentale.

1. Des épisodes répétés d'accès de suralimentation (consommation rapide d'une grande quantité de nourriture dans un temps limité, habituellement moins de 2 heures)

2. Durant les accès, peur de ne pas être capable de s'arrêter de manger

3. *Régulièrement, vomissement provoqué, usage de laxatifs, régime sévère ou jeûne ou exercices physiques intensifs pour contrebalancer les effets des accès boulimiques*

4. *Une moyenne minimale de 2 accès boulimiques par semaine pendant au moins 3 mois*

5. *Préoccupation excessive et persistante concernant le poids et les formes du corps*

- **LES CRITERES DU DSM-IV**

Avec le DSM-IV, en 1994, apparaissent d'autres modifications comme l'introduction d'une notion d'estime de soi influencée par la corpulence et la distinction de deux types selon la stratégie compensatoire utilisée. Enfin, il est précisé que lorsque les crises de boulimies surviennent exclusivement lors d'une phase d'anorexie, il s'agit alors d'une anorexie mentale.

- *Survenue récurrente de crises de boulimie. Une crise de boulimie répond aux deux caractéristiques suivantes :*
  - ➢ *Absorption en un temps limité (par exemple moins de 2 heures), d'une quantité de nourriture largement supérieure à ce que la plupart des gens absorberaient en une période de temps similaire et dans les mêmes circonstances.*
  - ➢ *Sentiment d'une perte de contrôle sur le comportement alimentaire pendant la crise (par exemple sentiment de ne pas pouvoir s'arrêter de manger ou de ne pas pouvoir contrôler ce que l'on mange ou la quantité que l'on mange)*
- *Comportements compensatoires inappropriés et récurrents visant à prévenir la prise de poids, tels que vomissements provoqués; emploi abusif de laxatifs, diurétiques lavements ou autres médicaments; jeûne; exercice physique excessif*

- *Les crises de boulimie et les comportements compensatoires inappropriés surviennent tous les deux, en moyenne, au moins deux fois par semaine pendant 3 mois*
- *L'estime de soi est influencée de manière excessive par le poids et la forme corporelle*
- *Le trouble ne survient pas exclusivement pendant des épisodes d'anorexie mentale*

Spécifier le type :

> *Type avec vomissements ou prise de purgatifs: pendant l'épisode actuel de boulimie, le sujet a eu régulièrement recours aux vomissements provoqués ou à l'emploi abusif de laxatifs, diurétiques, lavements*

> *Type sans vomissements ou prise de purgatifs : pendant l'épisode actuel de boulimie, le sujet a présenté d'autres comportements compensatoires inappropriés, tels que le jeûne ou l'exercice physique excessif, mais n'a pas eu régulièrement recours aux vomissements provoqués ou à l'emploi abusif de laxatifs, diurétiques, lavements.*

Nous avons pris la peine de détailler longuement l'évolution dans les critères de diagnostic et leurs modifications, afin de mettre l'accent sur un certains nombres de biais dans l'évaluation de la fréquence des TCA au fil des années comme cites précédemment. Les critères diagnostiques utilisés actuellement sont ceux du DSM-IV, mais ces critères restent toujours problématiques puisqu'ils ne cotent que des formes avérées, déjà installées et souvent graves, et que les troubles précoces (avant 16 ans) et les formes subsyndromiques échappent à l'identification par ces critères (Nicholls et coll., 2000). D'ailleurs le DSM-IV mentionne ce qu'il appelle les EDNOS (Eating Disorders Not Otherwise Specified) qui sont des « troubles du comportement alimentaires non spécifiés » autre que l'anorexie et la boulimie et qui sont finalement des formes partielles ou subsyndromiques de ces troubles.

C. LES TROUBLES ALIMENTAIRES NON SPECIFIES DANS LE DSM-IV

Les troubles alimentaires non spécifiés (NOS, Not Otherwise Specified) comprennent les troubles alimentaires qui ne remplissent pas complètement les critères d'AM ou de BN. Ils correspondent soit à des formes débutantes ou incomplètes des TCA spécifiques, soit à de l'hyperphagie boulimique, soit à une prise alimentaire désordonnée ou à des préoccupations excessives concernant le poids ou l'image corporelle.

- *Chez une femme, tous les critères de l'anorexie mentale sont présents, si ce n'est qu'elle a des règles régulières*
- *Tous les critères de l'anorexie mentale sont remplis excepté que, malgré une perte de poids significative, le poids actuel du sujet reste dans les limites de la normale*
- *Tous les critères de la boulimie sont présents, si ce n'est que les crises de boulimie ou les moyens compensatoires inappropriés surviennent à une fréquence inférieure à deux fois par semaine, ou pendant une période de moins de trois mois*
- *L'utilisation régulière de méthodes compensatoires inappropriées fait suite à l'absorption de petites quantités de nourriture chez un individu de poids normal*
- *Le sujet mâche et recrache, sans les avaler de grandes quantités de nourriture*
- *Hyperphagie boulimique (« Binge Eating Disorder » — BED) : il existe des épisodes récurrents de crises de boulimie, en l'absence d'un recours régulier aux comportements compensatoires inappropriés caractéristiques de la boulimie*

Le Binge Eating Disorder ou l'hyperphagie compulsive est un concept diagnostique qui n'est reconnu que depuis peu dans le (DSM-IV).

Par le comportement de *binge* ou crise de boulimie, on entend l'ingestion, dans un laps de temps limité, d'une quantité de nourriture bien plus importante que ce que mangeraient la plupart des gens durant la même période et dans les mêmes circonstances. Elle s'accompagne d'un sentiment de perte de contrôle sur la nourriture.

Une crise de boulimie est associée à au moins trois des caractéristiques suivantes :

1) Manger bien plus rapidement que d'habitude (tachyphagie),

2) Manger jusqu'à une satiété inconfortable,

3) Manger en grandes quantités sans avoir faim (Polyphagie),

4) Manger en cachette parce que l'on se sent gêné de la quantité de nourriture ingurgitée, et

5) Se dégoûter, se sentir dépressif ou coupable après l'hyperphagie.

Pour pouvoir poser le diagnostic du Binge Eating Disorder (BED), les crises de boulimie telles que décrites ci-dessus doivent se répéter en moyenne deux fois par semaine pendant six mois (DSM-IV). En outre, contrairement aux personnes souffrant de boulimie qui peuvent garder un poids normal, les personnes avec BED sont souvent obèses car les mécanismes compensatoires (vomissements, jeûne prolongé, exercices physiques intensifs, ou prises de laxatifs et/ou de diurétiques) sont souvent dépassés. Contrairement à la boulimie et à l'anorexie mentale, le Binge Eating Disorder apparaît tant chez les garçons que chez les filles avec un sex ratio estimé à 3 femmes contre 2 hommes (Spitzer, 1993).

A côté de l'AM et de la BN des enquêtes épidémiologiques rapportent les fréquences élevées des formes subsyndromiques ou partielles. Elles seraient 2 à 10 fois plus fréquentes que les formes cliniques (Keski-Rahkonon, 2007).

Chez les adolescentes, Callahan et al. (2003) retrouvent une incidence de 7,9% au total des troubles alimentaires non spécifiés, avec 8% de boulimie subclinique, 2% d'anorexie avec menstruation, 0,2% de boulimie sans hyperphagie, 0,8% de comportement de mâcher-recracher et 3,1% de binge-eating disorder.

Aux Etats-Unis 40 à 60 % des filles âgées de 17-18 ans suivraient un régime pour perdre du poids (FIELD, 1993). En France, dans une pré-enquête dans la Haute-Marne qui portait sur environ 3 500 élèves, les auteurs notaient que les préoccupations corporelles concernaient un tiers des jeunes filles ; 20 % avaient des conduites de restriction et de jeûne sans répondre aux critères décrits dans le DSM-III-R d'une pathologie déterminée, près de 10 % une crise de boulimie hebdomadaire, 3 % avaient des vomissements et des abus de laxatifs ou de diurétiques (Ledoux, 1991). Ces chiffres sont loin d'être anodins et soulignent l'intérêt de prendre en considération les formes subsyndromiques en population générale.

D. LES TROUBLES ALIMENTAIRES DE L'ENFANCE

❖ LE MERYCISME

Le mérycisme est un trouble comportemental, survenant vers 6 à 8 mois, chez un nourrisson, qui régurgite son bol alimentaire pour le mastiquer et le ravaler ensuite à la façon des mammifères ruminants. Il est interprété comme un comportement autoérotique de l'enfant en situation de carence affective. Il peut donner lieu à une dénutrition sévère mettant en jeu le pronostic vital. La notion d'une prédominance masculine n'a pas été confirmée par les travaux avec le DSM-IIIR mais le sex-ratio exact reste indéterminé. L'âge d'apparition serait celui de l'enfance (Parry- Jones, 1994).

❖ **PICA ET COPROPHAGIE**

C'est l'ingestion répétée des substances non alimentaires : généralement de la terre, mais aussi de la craie, savon, papier, des plantes non comestibles ; de petits objets entre autres. Ce trouble du comportement survient principalement chez des enfants présentant un autisme ou une arriération mentale, plus rarement à l'âge adulte en association avec les mêmes déficits (OMS, 1993). La coprophagie est l'ingestion par l'enfant de matières fécales, les siennes en l'occurrence.

E. LE SYNDROME DE LA FRINGALE NOCTURNE « Night Eating Syndrome »

Le « Night Eating Syndrome » (NES), a été décrit pour la première fois par Stunkard en 1955, et est caractérisé par une anorexie matinale associée à une fringale vespérale et nocturne avec hyperphagie et insomnie (Stunkard, 1955).

La prévalence du NES est estimée, aux États-Unis, à 1,5 % de la population générale, 10 % des personnes obèses. Il serait retrouvé à l'interrogatoire de 5 % des personnes consultant pour insomnie (Stunkard, 2002). Il concernerait 10 % des individus obèses en demande de réduction pondérale. Les sujets affectés consomment 60 % de leurs apports énergétiques des 24 heures entre 20 heures et 06 heures, contre 15 % seulement chez les sujets sains témoins (Birketvedt, 1999).

Les explorations endocriniennes indiquent une réduction du taux plasmatique nocturne de mélatonine, une absence d'élévation nocturne du taux plasmatique de leptine (d'où, peut-être, l'absence de satiété nocturne) et une augmentation de la cortisolémie des 24 heures.

L'administration de mélatonine devrait, en théorie, contribuer à corriger ce trouble (Stunkard, 2002).

F. LES COMPULSIONS ALIMENTAIRES ET CRAVING

Le «Craving» de l'anglais: «to crave for» qui signifie «être affamé de quelque chose». Il peut être définie comme étant un désir intense de manger ou de consommer un aliment (ou une catégorie d'aliments) donné, souvent apprécié, auquel il est difficile de résister. Il s'agit d'une fringale soudaine, en dehors des repas, impérieuse et capricieuse, qui peut donner lieu ou non à une consommation d'aliments.

La compulsion alimentaire, correspond à une consommation impulsive et soudaine de grande quantité de nourriture dans une courte période de temps, accompagné d'un sentiment de perte de contrôle. Les épisodes s'accompagnent initialement d'un soulagement, voire d'un plaisir puis d'un sentiment désagréable et de culpabilité. La notion de compulsion est indépendante du volume de la prise alimentaire. La compulsion alimentaire est la traduction comportementale du Craving.

CHAPITRE II : LES OUTILS PSYCHOMETRIQUES

❖ A - DÉFINITIONS

Deux approches principales sont possibles concernant les instruments d'évaluation psychopathologique standardisée :

➢ **L'approche catégorielle :** étudie les phénomènes psychiques comme des catégories distinctes d'autres catégories. L'approche syndromique rentre dans ce cadre. Les instruments d'évaluation standardisée correspondants sont destinés à établir la présence ou l'absence d'une catégorie quelconque. Actuellement, on utilise pour ce faire des systèmes de critères diagnostiques dits opérationnels (DSM-IV, CIM-10).

➢ **L'approche dimensionnelle** étudie les phénomènes psychiques comme des grandeurs non directement mesurables, mais liées au cumul d'indicateurs directement mesurables, les items. Les instruments d'évaluation standardisée correspondants sont destinés à évaluer la grandeur à partir des indicateurs. Actuellement, on utilise pour ce faire des échelles et questionnaires de sévérité clinique.

Il est important d'apporter des nuances à cette dichotomie :

• Les frontières entre troubles psychiques sont extrêmement floues et l'approche catégorielle trouve ses limites dans l'existence d'une très importante comorbidité syndromique.

• L'introduction des niveaux de sévérité au sein de certaines catégories diagnostiques comme l'épisode dépressif majeur dans la CIM ou le DSM a ajouté une note dimensionnelle au sein d'un système majoritairement catégoriel.

• L'existence de conditions de nombre minimal de critères au sein des listes de critères (DSM ou CIM) est implicitement une sommation d'items, et définit donc un score-seuil.

• Certaines échelles permettent de classer les sujets dans des classes diagnostiques.

- **1. 1. DÉFINITION GÉNÉRALE D'UNE ÉCHELLE D'ÉVALUATION**

Une échelle d'évaluation clinique est une formalisation standardisée de l'évaluation d'une (ou plusieurs) caractéristique(s) non mesurable(s) directement, au moyen d'indicateurs ou item(s) mesurables directement, permettant d'attribuer en fonction de règles logiques une ou plusieurs valeurs numériques à la caractéristique étudiée.

Cette définition est très générale et dans le cas particulier de la psychiatrie, les caractéristiques non mesurables directement sont des phénomènes cliniques, dont on pense qu'ils ont un caractère continu, comme l'anxiété, la dépression.

➢ **Différence entre échelles et tests mentaux**

Les échelles proviennent d'une évolution des tests mentaux d'intelligence (Binet-Simon) et d'aptitude. Dans un test, les items sont des épreuves, basées sur un support (ex : figures géométriques à classer en suite), et sont parfois chronométrées. L'item est le plus souvent binaire (réussite ou échec de l'épreuve). La somme des réussites (score global) est en général standardisée par rapport à la population de référence.

➢ **Différence entre Echelles -check-lists et scores globaux**

Le terme d'échelle sous-entend l'utilisation de la somme des scores des items. C'est ce qui la différencie de la check-list où on vérifie la présence et/ou l'intensité des items, sans chercher à faire une sommation. Dans une échelle on suppose qu'il y quelque chose de commun entre les items la composant, qu'on appelle une dimension latente, plus ou moins théorique (construit). En revanche, une check-list peut être composée d'items disparates.

Cette somme des scores des items est de nature ordinale, quelle que soit la nature des items la composant. Un sujet ayant obtenu le score de "40" sur l'échelle X n'est pas deux fois plus malade qu'un sujet coté "20", il est simplement plus malade.

- **1. 2. HISTORIQUE**

Wilhelm Wundt (1832-1920) a fondé le premier laboratoire de psychologie expérimentale à l'Université de Leipzig en 1879. Dans ce laboratoire, l'accent a été mis sur l'étude de l'introspection à travers le contrôle et l'observation rigoureuse de son propre esprit, souvent dans des conditions bien définies. Wundt publie en 1858 la première partie de ses essais sur la théorie de la perception, dans laquelle il a exposé les principes de la psychologie expérimentale, construite autour de l'introspection. Les fondements de la psychologie physiologique (1873-1874) postulent qu'on peut utiliser les méthodes propres à la physiologie pour les manifestations de l'âme (Wundt, 1874).

En 1890, James McKen Cattell a publié dans Mind « Mental tests and measurement » crée le terme de test mental pour désigner une série d'épreuves psychologiques utilisées pour étudier les différences interindividuelles des étudiants d'université (Cattell, 1890).

Le premier laboratoire français de psychologie fut crée à la fin du XIXe siècle, fondé en 1889 par le physiologiste Henry Beaunis et dirigé par Alfred Binet à partir de 1894.
En 1905, Binet publie dans l'Année Psychologique un article intitulé «Méthodes nouvelles pour le diagnostic du niveau intellectuel des anormaux» qui contenait la première échelle

métrique de l'intelligence. Il rejette le principe de la craniométrie (relations entre forme du crâne et rendement), et il crée en 1992 le premier test de quotient intellectuel permettant de mesurer le développement intellectuel des enfants par rapport à leur âge. Ce quotient divisait l'âge mental par l'âge chronologique multiplié par 100 (Binet, 1905).

Jusqu'à la première guerre mondiale, la méthode des tests mentaux reste surtout limitée aux tests d'intelligence et d'aptitudes appliqués à l'éducation et secondairement à l'orientation professionnelle.

Au cours de la seconde moitié du XIXe siècle, nombre de philosophes et de scientifiques réfléchissent aux moyens de rendre plus scientifique l'étude des processus psychologiques. Pour leurs travaux, ils inventent et testent des méthodes expérimentales qui constitueront les bases de la recherche en psychologie. Les tests naissent de l'idée que l'on pourrait tenter de mesurer le psychisme (Pichot, 1984).

En 1917, les Etats-Unis utilisent les tests mentaux pour un recrutement rapide de militaires en l'absence de réserve. La deuxième guerre mondiale a confirmé l'intérêt pour les tests d'intelligence et d'aptitudes et a constitué un puissant stimulant pour le développement des tests de personnalité. La méthode des tests s'est également développée en médecine, où jusqu'en 1939, elle se limitait a la mesure d'aptitudes intellectuelles.

Les tests n'ont pas connu en France les développements qu'ils ont connus dans les autres pays. En effet, la position dominante du courant psychanalytique, le respect de l'unicité de la personne et le refus d'en examiner séparément les facettes ont conjointement contribué à créer un climat peu propice au développement et à l'utilisation des tests (Rolland, 1994).

Cependant, l'évaluation des caractéristiques psychologiques s'avère une nécessité incontournable et doit servir à obtenir des informations exactes et précises qui optimiseront l'élaboration du traitement. Il est donc nécessaire de recourir à des méthodes fiables, valides et fidèles, besoin de plus en plus clairement exprimé par l'ensemble des acteurs : évaluateurs, évalués, et organisations.

1. 3. NOTIONS DE VARIABLE

On distingue plusieurs types de variables :

➢ **Les variables dites binaires** (présence/absence d'une caractéristique) : donnent lieu à des opérations de comptage (en 1/0)

➢ **Les variables dites catégorielles ou nominales** (exemple: la couleur des cheveux) : donnent lieu à des opérations de comptage par catégorie.

➢ **Les variables dites ordinales** (il existe un ordre de grandeur entre les catégories). Ce type de variable est un des plus utilisés dans les échelles d'évaluation psychiatriques.

Ces variables permettent de classer les sujets selon un ordre de grandeur; par exemple, l'intensité de la tristesse exprimée peut-être définie par des paliers reflétant une intensité elle-même croissante au moyen de chiffres (0-1-2-3-4). La valeur "4" ne signifie pas que le sujet est deux fois plus triste qu'un sujet coté "2", mais "plus triste" que le second (et plus triste qu'un sujet coté "3"). Ce type de variable donne lieu à des opérations de description plus complexes (médianes, quartiles).

Les variables quantitatives (échelles d'intervalle ou de ratio) sont bien plus rares en psychiatrie. Citons les mesures biologiques, par exemple la depakinemie sérique. Une depakinemie de 40 mg/l mesure une concentration deux fois plus importante qu'une depakinemie de 80 mg/l.

- **1. 4. TYPES D'ITEMS UTILISÉS**

Items binaires : Les alternatives peuvent être « oui/non », « présent/absent », « d'accord/pas d'accord », « juste/faux »). Ce type d'item est parfois rencontré en auto-évaluation, mais plus rarement en hétéroévaluation.

Items ordinaux : (échelles dites de Likert). Ce type d'item est bien plus souvent rencontré que les items binaires et aussi bien en auto qu'en hétéroévaluation. Les paliers d'intensité ou points d'ancrage peuvent être simplement définis à l'aide d'adjectifs (du type « absent, léger, moyen, sévère », par exemple) ou en référence à des exemples ou à des descriptions élaborées, notamment dans les échelles modernes (ex : Positive and Negative Syndrome Scale), ce qui évite certaines ambiguïtés.

Items dits visuels-analogiques: on situe la réponse sur une ligne continue allant en général de 0 à 100 (absent à maximum). Parfois, certaines valeurs sont repérées par des exemples ou des descriptions. Les items visuels-analogiques sont de faux items quantitatifs.

❖ B - LES QUALITÉS MÉTROLOGIQUES DES ÉCHELLES

Les trois principales qualités métrologiques d'un bon instrument de mesure sont : la sensibilité au changement, la validité, la fidélité; auxquelles il faut ajouter l'innocuité, la rapidité de passation et faible coût. Voici quelques définitions :

• 1. 1. SENSIBILITE AU CHANGEMENT D'UN TEST

Elle réside dans la capacité d'un instrument à mesurer avec précision les variations dans un sens ou un autre, du phénomène mesuré.

Les indices mesurant la sensibilité sont assez nombreux (Wright, 1997); les plus utilisés en pratique sont la taille de l'effet (ES = effect size) et la réponse moyenne standardisée (SRM : standardized response mean). Ces deux indices sont calculés à partir des changements résultant d'une action thérapeutique. Par exemple, on évalue au moyen d'une échelle de la dépression un nombre de patients avant et après un traitement antidépresseur. ES et SRM augmentent avec la sensibilité au changement et peuvent dépasser 1. Selon le classement de Cohen (1977), la sensibilité au changement est :

- Faible si ES (ou SRM) est inférieur à 0,50 ;
- Modérée si ES (ou SRM) est compris entre 0,51 et 0,80 ;
- Bonne si ES (ou SRM) est supérieur à 0,80.

On distingue deux types de sensibilité (Pedinielli, 1995) :

La sensibilité intra individuelle : capacité de détection des différences chez un même sujet aux cours de mesures répétées.

La sensibilité inter individuelle : capacité à discriminer des individus différents.

- **1. 2. FIDELITE D'UN TEST**

Tout test doit être fidèle, c'est-à-dire présenter une bonne stabilité temporelle et une bonne consistance interne. Il existe plusieurs types de fidélités:

La fidélité test-retest: est un indicateur de la stabilité temporelle d'un test. La stabilité temporelle d'un instrument s'établit par le degré de corrélation qui existe entre les réponses qu'ont donné les mêmes sujets suite à la passation du même instrument à des temps différents. La fidélité temporelle n'est pas recommandée pour des tests qui mesurent un état passager comme les émotions et l'humeur. Elle n'est appropriée que pour certains construits qui possèdent une stabilité temporelle comme les traits de personnalité ou l'estime de soi.

La fidélité intrajuge : un seul juge côte deux fois ou plus chaque patient à quelques jours de distance, l'état du sujet restant inchangé entre les évaluations.

La consistance interne (ou coefficient d'homogénéité) : Exige que les corrélations entre items soient suffisamment élevées. On peut évaluer l'homogénéité d'un instrument en calculant le coefficient de Cronbach ou le coefficient de Kuder-Richardson-20 (Kr-20). La formule de Kuder-Richardson s'applique à des instruments dont les items se corrigent selon une dichotomie (ex: bon/mauvais). Le coefficient de Cronbach s'applique lorsqu'il s'agit d'un test à choix multiple ou d'un inventaire où le sujet reçoit un score différent selon qu'il répond «habituellement», «parfois», «rarement» ou «jamais».

Ces coefficients évaluent la force de corrélation entre les items. Plus les items sont liés entre eux, plus leur valeur est grande. En pratique, celui-ci est d'autant plus grand que les items sont corrélés entre eux et il varie entre 0 et 1. Un coefficient alpha de 1 correspondrait à une redondance des items entre eux dans la dimension étudiée (Nunally, 1978) et un coefficient de 0 correspondrait à une absence de cohérence entre les items. La cohérence interne d'une dimension est considérée comme bonne quand le coefficient est supérieur à 0,6 (Feinstein, 1987).

La fidélité par équivalence : elle évalue le degré de cohérence entre deux techniques similaires ne différant qu'au niveau du contenu des items.

La fidélité interjuges (ou inter-évaluateurs): chaque patient est alors coté au même moment par deux (ou plusieurs) juges différents, L'objectif étant de vérifier de manière indépendante à quel point ils s'entendent sur la présence ou l'absence d'une caractéristique dans un échantillon de population. Elle compare le degré d'accord entre cotateurs différents. Dans le cas quantitatif, on utilise un coefficient de corrélation intraclasse (pour N>40), dans le cas qualitatif, on calcule le coefficient de Kappa (pour N>30) (Fermanian, 1984).

La valeur maximale du coefficient de corrélation intraclasse = ICC est de 1. Une valeur de 0,70 est recommandée pour considérer qu'une fidélité est acceptable. La fidélité est d'autant plus grande que l'ICC est proche de 1 (Landis, 1977). On considère qu'elle est :

• très bonne si ICC ≥ 0,91 ;

• bonne si $0,90 \leq ICC \leq 0,71$;

• modérée si $0,70 \leq ICC \leq 0,51$;

• médiocre si $0,50 \leq ICC \leq 0,31$;

• très mauvaise ou nulle si ICC ≤ 0,30.

Dans le cas qualitatif, la fidélité est d'autant plus grande que le coefficient de Kappa est proche de 1. On considère qu'elle est :

Excellente ≥ 0,81

Bonne 0,80 - 0,61

Modérée 0,60 - 0,41

Médiocre 0,40 - 0,21

Mauvaise 0,20 - 0,0

Très mauvaise < 0,0

Il est important de tenir compte de l'intervalle de confiance à 95 % de chaque ICC, et de savoir que les limites de ce classement sont arbitraires et peuvent varier en fonction de la rigueur des résultats obtenus avec plus de souplesse pour des échelles évaluant des phénomènes psychiatriques par exemple (Fermanian, 1995).

- **1. 3. VALIDITE D'UN TEST**

C'est le degré avec lequel un test mesure ce qu'il prétend mesurer. Ainsi lorsqu'un instrument de mesure est élaboré, l'auteur doit apporter un ensemble d'éléments prouvant la validité de ce test, démontrant que ce test mesure réellement, ce qu'il prétend qu'il mesure et rien d'autre.

La différence entre la fidélité et la validité est que la validité nous dit à quel point le test est bon pour évaluer une situation particulière ; la fidélité nous dit à quel point ce test est crédible, stable. Il existe plusieurs types de validité:

La validité apparente: Elle concerne l'acceptabilité du test par le sujet testé. Un test a une bonne validité apparente si son contenu semble mesurer ce qu'il affirme mesurer. Il renvoie au fait que le sujet testé considère le test comme pertinent et approprié à la situation. Un test qui semble absurde ou non pertinent, quelles que soient ses qualités psychométriques, sera mal accepté et rejeté par le sujet.

La validité de contenu : Renvoie à la capacité d'un test à mesurer ce qu'il est censé mesurer à partir de la pertinence de son contenu estimée par des professionnels. Cette qualité implique que ce qui est mesuré doit pouvoir être défini précisément et décrit sous ses différents aspects. Des experts évaluent dans quelle mesure les items composant l'échelle sont pertinents et constituent un échantillon représentatif de l'univers de tous les items possibles pouvant décrire le phénomène mesuré. Par exemple, pour évaluer la validité de contenu d'une échelle construite pour mesurer la dépression, les experts vérifient alors que chaque item correspond bien à l'un des domaines (pertinence) correspondant aux critères diagnostiques de la dépression et que tous les domaines sont bien représentés (thymie, sommeil, appétit..). À l'issue de cet examen les deux experts s'accordent pour donner une appréciation globale sur la validité de contenu. Mais le fait qu'un groupe d'experts s'accordent à dire qu'un test de par son contenu est une mesure valide, ne garantit pas qu'ils aient raison. Il faut considérer ces jugements comme un élément du processus d'élaboration du test qui indique que l'on est sur la bonne voie.

La validité du construit : Aussi appelée validité conceptuelle ou théorique. Afin d'examiner la validité du construit d'un test, on a souvent recours au calcul de plusieurs corrélations entre les scores obtenus à ce test et ceux obtenus à d'autres tests sensés mesurer le même construit ou des construits théoriquement similaires et en examinant la corrélation entre les deux (validité convergente) ou en administrant le test en même temps que des tests théoriquement opposés en examinant leur corrélation (validité divergente). On vérifie chaque fois expérimentalement l'hypothèse de l'existence ou de l'absence d'un lien entre le phénomène mesuré (exemple la dépression) et les autres concepts théoriques que nous avons du phénomène mesuré par l'échelle (ralentissement) en corrélant les résultats donnés par deux instruments : l'échelle étudiée supposée bien mesurer la dépression et un autre instrument sensé bien mesurer le ralentissement (score de l'échelle de Widlocher).

- **1. 4. LES PERFORMANCES D'UN TEST DE DEPISTAGE**

Un test de dépistage permet de trier au sein d'une population cible apparemment en bonne santé les personnes probablement atteintes d'une maladie des personnes probablement indemnes. La validité d'un test est sa capacité de différencier au sein de la population cible les personnes probablement atteintes de la maladie de celles qui sont probablement indemnes. Cette capacité dépend à la fois des performances propres du test et des caractéristiques de la population testée.

LES PERFORMANCES INTRINSEQUES

Les performances intrinsèques du test de dépistage sont sa sensibilité et sa spécificité. Elles sont définies et calculées en conditions expérimentales et sont donc indépendantes du type de personne testée. Sensibilité et spécificité d'un test sont interdépendantes : l'augmentation de la sensibilité d'un test se fait toujours au détriment de sa spécificité et inversement.

- **La sensibilité d'un test** est la probabilité que le test soit positif si la personne est atteinte de la maladie. C'est le nombre de vrais positifs (tests positifs chez des personnes atteintes de la maladie) divisé par le nombre total de personnes atteintes de la maladie. Plus un test est sensible moins il comporte de faux négatifs (tests négatifs chez des personnes atteintes de la maladie) et mieux il permet, s'il est négatif, d'exclure la maladie.

- **La spécificité d'un test** est la probabilité que le test soit négatif si la personne testée est indemne de la maladie. C'est le nombre de vrais négatifs (tests négatifs chez des personnes indemnes de la maladie) divisé par le nombre total de personnes indemnes de la maladie. Plus un test est spécifique, moins il occasionne de faux positifs (tests positifs chez des personnes indemnes de la maladie) et mieux il permet, s'il est positif, d'affirmer la maladie.

LES PERFORMANCES EXTRINSEQUES

Les performances extrinsèques sont les valeurs prédictives positives et négatives. Elles sont relatives à l'utilisation du test pour une population donnée et diffèrent selon les caractéristiques de la population testée. Elles sont définies et calculées en situation de dépistage et permettent d'apprécier la pertinence de l'utilisation du test dans cette population précise.

- **La valeur prédictive positive (VPP)** d'un test est la probabilité que la personne soit réellement malade si son test est positif. C'est le nombre de vrais positifs (tests positifs chez des personnes atteintes de la maladie) divisé par le nombre total de personnes dont le test est positif.

- **La valeur prédictive négative (VPN)** d'un test est la probabilité que la personne n'ait pas la maladie si son test est négatif. C'est le nombre de vrais négatifs (tests négatifs chez des personnes indemnes de la maladie) divisé par le nombre total de personnes dont le test est négatif.

❖ B - PRÉSENTATION DES ÉCHELLES

1. CRITÈRES DE CLASSEMENT DES DIVERSES ÉCHELLES EXISTANTES

➢ SELON LA SYMPTOMATOLOGIE EVALUEE

On distingue :

- Les instruments d'évaluation globale de la pathologie, qui mesurent l'intensité de la pathologie psychiatrique considérée comme une dimension unique
- Les instruments de psychopathologie générale, pluridimensionnels.
- Les instruments spécifiques d'une dimension (dépression, anxiété…)

➢ SELON L'UTILISATEUR

On distingue :

- Les instruments d'hétéroévaluation (échelles)
- Les instruments d'auto-évaluation (questionnaires) ou auto-questionnaires.

Il faut savoir que les échelles d'hétéroévaluation peuvent reposer sur des phénomènes cliniques constatables, comportementaux (pôle objectif), mais aussi parfois uniquement sur les déclarations du malade (pôle subjectif).

2. INTERET DE L'UTILISATION DES ECHELLES

Il existe trois champs principaux d'application des échelles

- La recherche clinique
- La recherche épidémiologique
- Les essais thérapeutiques

Ces instruments sont théoriquement utilisables en pratique clinique quotidienne, mais rares sont les psychiatres qui en font un usage régulier.

➤ RECHERCHE CLINIQUE

Etude du regroupement de symptômes des troubles mentaux ("analyses factorielles").

Etude de regroupements de patients (analyses statistiques "en clusters")

➤ RECHERCHE ÉPIDÉMIOLOGIQUE

Dépistage et/ou diagnostic de certains troubles mentaux (anxieux et/ou dépressifs en particulier), en population générale ou en milieu hospitalier.

➤ ESSAIS THÉRAPEUTIQUES

Plusieurs instruments peuvent être utilisés en fonction des différents objectifs de l'étude.

- **LORS DE L'INCLUSION DES PATIENTS**

Une échelle peut servir à appliquer un critère catégoriel, par exemple à sélectionner un type de dépression, comme les dépressions dites endogènes, avec l'échelle de Newcastle. Sinon, la plupart du temps, on applique un critère dimensionnel de sévérité par fixation d'un score-seuil, par ex : 20 à la MADRS (Montgomery and Asberg Depression Rating Scale).

- **POUR MESURER L'EFFICACITE DU TRAITEMENT**

Il existe deux façons d'analyser l'efficacité d'un traitement (qui peuvent être associées) : Choix d'un critère binaire ou catégoriel : détermination des répondeurs ou des patients considérés comme guéris. Actuellement on dit plutôt rémission partielle et rémission totale. Une réduction de 50% du score initial est volontiers utilisée comme critère de rémission partielle. L'obtention d'un score final en-dessous d'un certain seuil est volontiers utilisée pour définir les rémissions totales.

- **POUR EVALUER LES EFFETS INDESIRABLES**

Au lieu d'un recueil des effets indésirables ouvert ou dirigé par appareil, il est possible de vérifier la présence d'effets indésirables au moyen de check-lists ou d'échelles. Ex : Echelle d'effets secondaires extrapyramidaux de Simpson et Angus (1970).

3. RÈGLES GÉNÉRALES D'UTILISATION DES ECHELLES

Respect du cadre psychopathologique de validation

- ➢ Apprentissage (séances d'entraînement à la cotation)
- ➢ Respect des règles de passation :

1) Intervalle entre 2 cotations de 4-8 jours : évite l'effet "test-retest" donne une période d'évaluation suffisante.

2) Horaires identiques d'une cotation à l'autre pour contrôler l'influence des variations nycthémérales

3) Consignes pour le recueil des données : se fier aux réponses du sujet plus qu'à ses propres interprétations, coter 0 tout item non documenté, faire appel aux sources d'information extérieures (famille, personnel soignant ...)

CHAPITRE III: LES OUTILS D'EVALUATION DANS LES TROUBLES DU COMPORTEMENT ALIMENTAIRE

A. BUT DE L'ETUDE

Il est surprenant de constater qu'à l'ère de pratiques fondées sur les données factuelles, qu'il n'y a pas de revue systématique des outils de mesure clinique de l'ensemble des troubles du comportement alimentaire. Il y a encore moins d'analyse systématique des dimensions théoriques et cliniques couvertes par ces instruments de mesure.

Les objectifs de cette étude sont donc :

➢ D'inventorier les instruments actuellement disponibles pour la mesure des troubles du comportement alimentaire.

➢ Fournir aux cliniciens et aux chercheurs une vue d'ensemble des différents outils d'évaluation des TCA tout en décrivant les plus pertinents.

➢ D'explorer certaines dimensions pratiques et théoriques comme la correspondance aux critères DSM, les comportements et le handicap associé. Pour ce faire, développer une grille d'analyse couvrant toutes les dimensions pertinentes des TCA. Cette grille pourrait servir de base d'exploration supplémentaire théorique des TCA, et fonder le développement de nouveaux outils mieux adaptés.

B. METHODOLOGIE

1. CRITERES D'INCLUSION

L'ensemble des troubles du comportement alimentaire ayant fait l'objet d'une investigation par les moteurs de recherche comprenaient une mesure répondant à nos critères d'inclusion.

Les outils inclus devaient

- Etre disponibles dans le domaine public,
- Mesurer un ou des troubles du comportement alimentaires,
- Porter sur l'exploration du comportement alimentaire,
- Avoir fait l'objet d'au moins un article publié dans une revue dotée d'un comité de révision par des pairs,
- Décrire minimalement les caractéristiques psychométriques du questionnaire, soit l'alpha de Cronbach ou l'équivalent.

2. STRATEGIE DE RECHERCHE BIBLIOGRAPHIQUE

Les moteurs de recherche documentaire employés au départ sont Pub MED, PSYCHINFO et EMBASE en prenant pour chacun l'année la plus ancienne, généralement sans limite pour PubMED et 1980 pour les autres et ce jusqu'à Mars 2010. Les mots-clés ont ensuite été choisis et validés par un médecin chercheur de l'Université de Rouen (M. Garcia), le «MeSH» étant privilégié dans PubMED lorsque disponible pour chaque TCA, sinon séparément en mot-clef libre pour chaque TCA, en plus de « behaviour, eating » « anorexia, » « anorexia nervosa, » « bulimia, » « bulimia nervosa, » « binge eating disorder, » « binge,» combinés avec « questionnaire », « psychometrics » ou « measurement », « scale », « interview » selon les mots-clefs reconnus par le moteur de recherche en mode « EXPLODE » (tableau 3 : détail des mots clés employés).

La méthode de recherche dite de « boule de neige » a également été appliquée sur les articles repérés. En complément, des recherches documentaires sur des tests spécifiques ont été effectuées si nécessaire sur les banques de données à partir du nom du test. Au niveau international, les sites internet d'agences d'évaluation médicale, des organismes de santé publique, ainsi que des sociétés savantes de psychiatrie ont été consultées. Nous avons opté pour une méthode qui ratisse large pour augmenter nos probabilités d'être exhaustifs.

Nous avons ainsi retracé plus de 200 articles. Nous n'avons pas identifié d'articles de synthèse portant sur les questionnaires mesurant l'ensemble des troubles du comportement alimentaire comme celui ici proposé. Pour chaque référence potentielle identifiée autour d'un questionnaire, l'article original portant sur la validation de l'instrument de mesure a été obtenu, de même qu'une copie du questionnaire (quant celui-ci est disponible en ligne ou sur demande auprès de l'auteur principal).

Une fois le questionnaire repéré, nous avons vérifié alors qu'un article de validation portant sur le questionnaire ait été publié, les mots-clés étant « internal consistency, alpha, Cronbach, kuder Richardson 20 » ou lors de la lecture de l'article. Seules les échelles spécifiques des troubles du comportement alimentaire ont été conservées. Nous avons ensuite décrit minimalement leurs caractéristiques principales : référence, nombre d'items, type d'instrument, langue (Tableau 4).

TABLEAU 3- MOTS-CLÉS POUR LA RECHERCHE DES QUESTIONNAIRES PORTANT SUR LES DIVERS TROUBLES DU COMPORTEMENT ALIMENATAIRE SELON LES TROIS MOTEURS DE RECHERCHE UTILISÉS

Comportement alimentaire	Pubmed	Psychinfo	Embase
Anorexie	"anorexia Nervosa"[Mesh] AND "Psychometrics"[Mesh] OR "Questionnaires"[Mesh];	exp anorexia AND exp psychometrics OR exp measurement AND exp Questionnaires	exp anorexia AND exp psychometrics
Boulimie	"Bulimia Nervosa"[Mesh] AND "Psychometrics"[Mesh] OR "Questionnaires"[Mesh];	exp bulimia AND exp psychometrics OR exp measurement AND exp Questionnaires	exp bulimia AND exp psychometrics
EDNOS	"Binge Eating"[Mesh] AND "Psychometrics"[Mesh] OR "Questionnaires"[Mesh];	exp Binge eating AND exp psychometrics OR exp measurement AND exp Questionnaires	exp Binge eating AND exp psychometrics
	"Eating Disorder"[Mesh] AND "Questionnaires"[Mesh] AND "Psychometrics"[Mesh]	exp Eating Disorder AND exp psychometrics OR exp measurement AND exp Questionnaires	exp Eating Disorder AND exp psychometrics
	"Eating Behavior"[Mesh] AND "Questionnaires"[Mesh] AND "Psychometrics"[Mesh]	exp Eating Behavior AND exp measurement AND exp psychometrics	exp Eating Behavior AND exp measurement

Chacun des articles et des outils d'évaluation ont été revu pour confirmer leur correspondance aux critères d'inclusion.

3. SELECTION ET DESCRIPTION DES ECHELLES SELECTIONNEES

La deuxième étape a consisté à rechercher sur la base de données PubMED le nombre d'utilisation de chacun de ces instruments dans la littérature et de trier les plus utilisé et qui ont fait l'objet d'une validation factorielle (analyse factorielle). Les instruments de mesure retenus pour notre analyse ont été décrits plus loin (Tableau 5). Les autres échelles retrouvées n'ont pas fait l'objet d'une validation rigoureuse et ont été pour la plupart peu utilisées.

Après ce tri, nous avons analysé l'ensemble des références utilisant une échelle donnée. Deux critères ont été recherchés pour chaque échelle :

- La validation psychométrique : elle démontre que l'instrument de mesure est adapté et répond à des critères précis de validité, de fidélité et de sensibilité aux changements.

- La validation linguistique : pour les outils d'évaluation traduits en langues étrangères, il est nécessaire d'avoir une traduction validée comme s'il s'agissait d'une nouvelle échelle. Vérifier pour chaque outil l'existence d'une traduction et d'une validation française.

4. CREATION D'UNE GRILLE D'ANALYSE

Afin de caractériser les troubles du comportement alimentaire, Andersson et coll., (2004) croisent et intègrent divers modèles pour circonscrire les TCA. Ils identifient les symptômes centraux associés aux troubles du comportement alimentaire à partir du modèle cognitivo-comportemental des TCA (Fairburn, 1997; Vitousek, 1993; Williamson, 1990), et des modèles psychanalytiques (Byrne, 2002; Gleaves, 1993; Vanderheyden, 1988). Pour ce qui est des aspects diagnostiques, ils puisent à la source en se référant au manuel diagnostic de référence en psychiatrie, le DSM IV-R (APA, 2000).

Même s'il existe quelques différences entre ces modèles, ils possèdent des domaines de plusieurs symptômes en commun, qui semblent être au centre des troubles du comportement alimentaires. Ainsi six paramètres centraux ont été retenus, il s'agit de:

1. LE POIDS CORPOREL

Le poids corporel est l'une des principales caractéristiques qui distingue les personnes avec AN des personnes avec BN (DSM-IV). Dans l'AN, l'amaigrissement est un élément du diagnostique et la reprise pondérale étant le principal objectif dans les premiers stades du traitement. Inversement, les patients avec BN sont généralement de poids normal voir en légère surcharge pondérale (bien qu'ils craignent la prise de poids).

2. LES SYMPTOMES COMPORTEMENTAUX DES TROUBLES ALIMENTAIRES

Les crises de boulimie et les comportements compensatoires tels que vomissements sont les plus visibles. Bien que plus étroitement identifiée avec la BN, ils sont parfois retrouvés dans l'AN (DSM-IV). La réduction de ces symptômes est l'objectif principal de traitement quand ils sont présents. Dans notre étude, nous allons faire un fractionnement de cette dimension en deux paramètres que sont les crises compulsives et les manouvres compensatoires.

3. PREOCCUPATIONS CORPORELLES EXCESSIVES

Les préoccupations corporelles sont parfois qualifiées comme une peur de grossir ou une quête de la minceur. Elles semblent être au centre à la fois de l'AN que de la BN. Cette préoccupation excessive serait l'élément central de l'anorexie et de la boulimie (Fairburn, 1997; Vitousek, 1993), et une réduction de ces préoccupation est indispensable pour la réussite du traitement (Fairburn, 1997; Fairburn, 1993).

Les préoccupations corporelles excessives sont étroitement liées aux normes culturelles des patients, elles varient dans le temps et selon les cultures (Heinberg, 1996). Par conséquent, les cliniciens devraient tenir compte des facteurs culturels dans leur évaluation. Nous distinguons pour la suite préoccupation corporelles et celles liées au poids.

4. RESTRICTIONS ALIMENTAIRES

Les restrictions alimentaires ont pour objectif de limiter l'apport calorique, et elles persistent parfois malgré la stabilisation pondérale dans l'anorexie mentale (Lowe, 1993). Les restrictions alimentaires sont responsable des désordres nutritionnels observés avec parfois des états de dénutrition plus ou moins graves.

5. DISTORSION DE L'IMAGE CORPORELLE

Plusieurs études ont montré que les distorsions de l'image corporelle sont importantes dans le développement et le traitement des TCA (Kearney, 1997). D'ailleurs, le traitement des préoccupations de l'image corporelle est souvent négligé par les programmes de traitement des troubles alimentaires (Rosen, 1997), mais l'amélioration de l'image corporelle est essentielle pour le succès du traitement de l'AN et de la BN.

6. TROUBLES AFFECTIFS

L'affect négatif, en particulier la dépression, se développe souvent comme une conséquence de la pathologie de l'alimentation (Cooper, 1986). En fait, les TCA et les troubles affectifs coexistent à un degré tel (Troope, 2001) que certains chercheurs dans les années 1980 émettent l'hypothèse que la boulimie est simplement un sous-type de dépression (Cooper, 1986; Hinz, 1987, Levy, 1989). Bien que cette théorie n'ait pas reçu un soutien empirique, l'affect négatif (en particulier la dépression) reste un sujet de préoccupation majeur dans les troubles alimentaires.

Pour construire cette grille, nous avons voulu que cette approche soit bio-psycho-sociale (Lalonde, 2001), ainsi, pour la suite nous avons intégré aux six dimensions précédentes, trois autres dimensions plus larges:

7. CARACTERISTIQUES PSYCHOPATHOLOGIQUE :

Certaines caractéristiques psychologiques notées par H. Bruch (1973) ont été considérées comme des traits de personnalité : perfectionnisme, inefficacité, méfiance interpersonnelle et défaut de perception intéroceptive. Ces notions ont été opérationnalisées notamment dans le questionnaire Eating Disorders Inventory de Garner et al. (1983), qui a été largement utilisé dans de multiples enquêtes.

Dans une revue de la littérature, Stice et coll., (2002) montrent que les principaux facteurs de risque associés à la boulimie nerveuse sont de différentes natures. On relève aussi bien l'insatisfaction corporelle, les affects négatifs, le perfectionnisme, l'impulsivité, le sentiment d'une pression sociale à être mince, l'intégration d'un idéal de minceur, une faible estime de soi ou encore des règles précoces. Concernant l'anorexie mentale, ces mêmes chercheurs pointent deux principaux déterminants : le perfectionnisme et une faible estime de soi.

Nous avons englobé ces caractéristiques psychopathologiques en une seule dimension, l'objectif étant d'identifier les outils d'évaluations qui les prennent en compte.

8. CARACTERISTIQUES COGNITIVES ET PERCEPTIVES:

De nombreuses cognitions déformées relatives à l'alimentation et à la forme du corps sont répandues dans la population en général (par exemple, " je suis grosse "), et les frontières entre le sain et le pathologique ne sont pas claires. Il est important de souligner que le concept de l'image du corps ne peut pas être limité aux seules données visuelles.

9. LA QUALITE DE VIE :

Évaluer l'impact des troubles du comportement alimentaire sur les différents domaines de vie des patients (l'éducation/vocation, vie familiale, vie relationnelle, vie professionnelle, perspectives d'avenir, l'apparence, loisirs, la santé psychologique, la santé émotionnelle, les croyances, la santé physique et les attitudes alimentaires).

5. CROISEMENT DES ECHELLES AVEC LA GRILLE D'ANALYSE

Nous avons ensuite, pour chaque outils d'évaluation validé, recueilli les résultats de l'analyse factorielle avant de croiser les facteurs résultants avec notre grille d'analyse. L'objectif est de codifier chaque dimension des questionnaires (Tableau 6).

Certaines échelles d'évaluation ne traitent que l'une des dimensions, tandis que d'autres tentent d'évaluer les troubles à travers une gamme plus large (échelle multidimensionnelle).

Nous avons également essayé de connaître l'objectif de chaque échelle d'évaluation : dépistage, diagnostique, sévérité, et le type de TCA exploré.

C. RESULTATS

A) RESULTATS DE LA RECHERCHE BIBLIOGRAPHIQUE :

Au total, 71 outils d'évaluation des TCA ont été identifiés et retenus en considérant le fractionnement du questionnaire « FCQ » (Food Cravings Questionnaires) et du « SPQ » (Shorter Promis Questionnaire. Le Tableau 4 résume leurs caractéristiques principales. Les titres des questionnaires sont utilisés et la correspondance se retrouve dans la bibliographie des articles de validation.

Tableau 4 : Les outils d'évaluation des TCA disponibles actuellement:

Abréviation	Echelle	Année	Auteurs	Nb d'item	Type	Langue	F
ABOS	the Anorectic Behavior Observation Scale	1973	Peter Slade	22	Obs	Anglais	
RS	the Restraint Scale	1975	Herman et Mack	10	Auto	Néerlandais	
EAT-40	Eating Attitude Test	1979	Garner et Garfinkel,	40	Auto	Anglais	
CES	Le Compulsive Eating Scale	1979	Ondercin	20	Auto	Anglais	
ANIS	Anorexia nervosa inventory for self-rating	1980	Fichter et Keeser	32	Auto	Allemand	
BS	Binge Scale	1980	Hawkins et Clement,	9	Auto	Anglais	
BEQ	Binge-Eating Questionnaire	1981	Halmi et coll.,	23	Auto	Anglais	
DIS	Le Diagnostic Interview Schedule	1981	Robins et coll.,		Interview	Anglais	
BES	Binge Eating Scale	1982	Gormally et coll.	16	Auto	Anglais	O*
EAT-26	Eating Attitude Test-26	1982	Garner et coll.,	26	Auto	Anglais	O
EDI	Eating Disorder Inventory	1983	Garner et coll.,	64	Auto	Anglais	O
BULIT	Bulimia test	1984	Smith et Thelen	36	Auto	Anglais	
BDI	Bulimia Diagnostic Inventory	1985	Nevo et coll.,	16	Auto	Anglais	
GFFS	the Goldfarb Fear of Fat Scale	1985	Goldfarb et coll.,	10	Auto	Anglais	
TFEQ	Three-Factor Eating Questionnaire	1985	Stunkard et Messick	51	Auto	Néerlandais	
BSS	Body satisfaction scale	1986	Slade et coll.,	16	Auto	Anglais	
BCDS	Bulimia Cognitive Distorsion Scale	1986	Schulman, Powers	25	Auto	Anglais	
DSED	Diagnostic Survey for Eating Disorders	1986	Johnson et coll.,	28	Auto	Anglais	
ESES	Eating Self-Efficacy Scale	1986	Glynn et Ruderman	25	Auto	Anglais	
SCANS	Setting Conditions for Anorexia Nervosa Scale	1986	Slade et Dewey	40	Auto	Anglais	
DEBQ	The Dutch Eating Behaviour Questionnaire	1986	Van Strien et coll.,	33	Auto	Néerlandais	O
BSQ	Body Shape Questionnaire	1987	Cooper et coll.,	34	Auto	Anglais	O
BITE	Bulimic Inventory Test Edinburgh	1987	Henderson et Freeman	30	Auto	Anglais	
CEDRI	The Clinical Eating Disorder Rating Instrument	1987	Palmer et christie	22	Auto	Anglais	
MAC-S	Mizes Anorectic Cognitions Scale shorter	1988	Mizes et coll.,	33	Auto	Anglais	
FFS	The Forbidden Food Survey	1988	Ruggiero, Williamson	45	Interview	Anglais	
MAC	Mizes Anorectic Cognitions Scale	1988	Mizes et coll.,	45	Auto	Anglais	
EQ-R	Eating Questionnaire - Revised	1989	Williamson et coll.,	15	Auto	Anglais	
ESI	The Eating Symptoms Inventory	1989	Whittaker et coll.,		Auto	Anglais	
STM	Stantardized Test Meals	1990	Williamson et coll.,		Obs	Anglais	
MBSRQ	The Multidimensional Body-Self Relations Questionnaire	1990	Brown, Cash et coll.,	69	Auto	Anglais	
BIAQ	Body image avoidance questionnaire	1991	Rosen et coll.,	19	Auto	Anglais	O
BULIT-R	Bulimia Test - Revised	1991	Thelen et coll.,	28	Auto	Anglais	
SIAB	Structured expert interview for anorectic and bulimic	1991	Fichter et coll.,	87	Interview	Allemand	
BSQ-S	Body Shape Questionnaire-shortened form	1993	Evans et coll.,	16	Auto	Anglais	
EDI-2	Eating Disorder Inventory-2	1993	Garner et coll.,	91	Auto	Anglais	
EDE	L'Eating Disorder Examination	1993	Fairburn et coll.,	34	Interview	Anglais	
KEDS	The Kids' Eating Disorders Survey	1993	Childress, Brewerton		Auto	Anglais	
BEDCI	Binge-Eating Disorders – Clinical Interview	1994	Spitzer et coll.,	40	Interview	Anglais	
EDE-Q	L'Eating Disorder Examination questionnaire	1994	Fairburn et coll.,	39	Auto	Anglais	
QEWP-R	Questionnaire on Eating and Weight Patterns-Revised	1994	Spitzer et coll.,	28	Auto	Anglais	O
YBC-EDS	The Yale-Brown Cornell Eating Disorder Scale	1994	Mazure, Halmi et coll.,	84	Interview	Anglais	

SATAQ-ED	The Sociocultural Attitudes Toward Appearance Questionnaire for ED	1995	Heinberg et coll.,	14	Auto	Anglais	
BAT	Body attitude test	1995	Probst et coll.,	20	Auto	Anglais	
SEDS	the Stirling Eating Disorder Scales	1995	Williams et Power,	80	Auto	Anglais	
CIDI	Le Composite International Diagnostic Interview	1996	OMS		Interview	Anglais	O
ChEDE	The Child Eating Disorder Examination	1996	Bryant-Waugh et coll.,	38	Interview	Anglais	
EDBQ	Eating disorder belief questionnaire	1997	Cooper et coll.,	32	Auto	Anglais	
MINI	Mini International Neuropsychiatric Interview	1997	Sheehan		Interview	Anglais	O
Q-EDD	Questionnaire for Eating Disorder Diagnosis	1997	Mintz et coll.,	50	Auto	Anglais	
Ch-EAT	The Children's Eating Attitudes Test	1998	Maloney et coll.,		Auto	Anglais	
MAEDS	Multidimensional Assessment of Eating Disorder Symptoms	1999	Anderson et coll.,		Auto	Anglais	
MAEDS	Multifactorial assessment of eating disorders symptoms	1999	Anderson, Williamson	56	Auto	Anglais	
SCOFF	SCOFF	1999	Morgan et coll.,	5	Auto	Anglais	O°
EDDS	Eating Disorder Diagnostic Scale	2000	Stice, Telch, et Rizvi,	22	Interview	Anglais	
FCQ-S	Food Cravings Questionnaires-State	2000	Cepeda et coll,	15	Auto	Anglais	
FCQ-T	Food Cravings Questionnaires-Trait	2000	Cepeda et coll,	39	Auto	Anglais	
MAC-R	Mizes Anorectic Cognitions Scale-revised	2000	Mizes et coll.,	24	Auto	Anglais	
NESQ	Night Eating Syndrome Questionnaire	2001	Wadden et Foster	14	Auto	Anglais	
FCI	The Food Craving Inventory	2002	White, Whisenhunt	28	Auto	Anglais	
ESP	Eating disorder screen for primary care	2003	Cotton et coll.,	5	Auto	Anglais	
SPQ-Binge	Shorter Promis Questionnaire - Binge	2003	Christo, Jones	10	Auto	Anglais	
SPQ-Starve	Shorter Promis Questionnaire - Starve	2003	Christo, Jones	10	Auto	Anglais	
EDI-3	Eating Disorder Inventory-3	2004	Garner et coll.,	91	Auto	Anglais	
SEED	Short Evaluation of Eating Disorders	2005	Bauer et coll.,	6	Auto	Anglais	
BAS	The Body Appreciation Scale	2005	Avalos et coll.,	13	Auto	Anglais	
TAQ-ED	Testable Assomptions Questionnaire - Eating Disorder	2006	Hinrichsen et coll.,	12	Auto	Anglais	
EDRSQ	The eating disorder recovery self-efficacy questionnaire	2006	Pinto, Guarda,	23	Auto	Anglais	
EDQOL	The Eating Disorders Quality of Life Instrument	2006	Engel et Wittrock	25	Auto	Anglais	
EDQOLS	The Eating Disorders Quality of Life Scale	2007	Adair et Marcoux	40	Auto	Anglais	
DTEDS	The Dichotomous Thinking in Eating Disorders Scale	2008	Byrne, Allen,	11	Auto	Anglais	

F : version française.   O : Validation   O° : validation en cours   O* : Traduction sans validation

Nous avons trouvé trois types d'instruments de mesure des TCA avec majoritairement des auto-questionnaires (59 soit 83%), dix interviews (soit 14%), et seulement deux échelles d'observation directe (soit 2,3%). A noter l'absence d'échelle d'auto-observation (Figure 1).

Figure 1

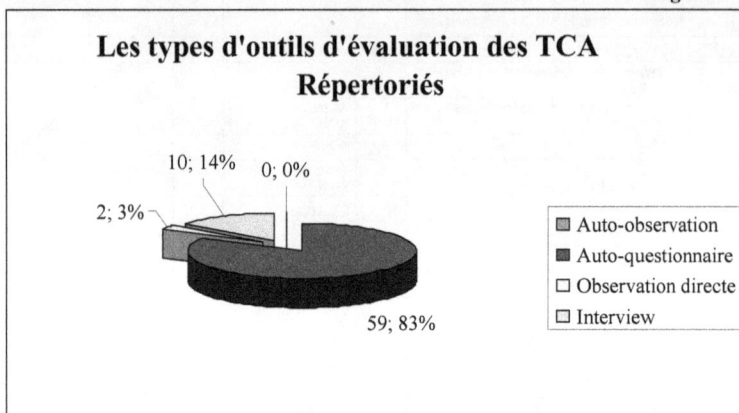

Les types d'outils d'évaluation des TCA Répertoriés

- Auto-observation
- Auto-questionnaire
- Observation directe
- Interview

La majorité des instruments est d'origine anglo-saxonne (66, 93%), deux sont d'origine allemande (2,3%) et trois d'origine néerlandaise (3,4%). Seulement dix ont été traduit en français dont un sans validation (BES) et un autre en cours (SCOFF) (Figure 2).

Figure 2

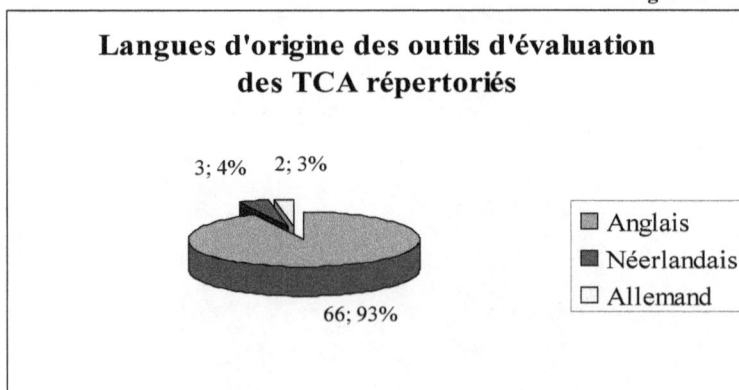

Langues d'origine des outils d'évaluation des TCA répertoriés

- Anglais
- Néerlandais
- Allemand

Nombre de nouvelles échelles d'évaluation en fonction des critères diagnostiques

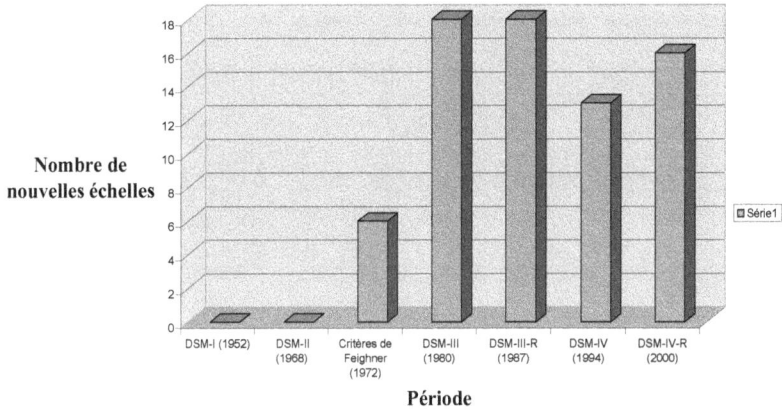

Figure 3

L'amélioration des critères diagnostique au fil du temps, n'a pas eu d'incidence sur le l'émergence de nouveaux outils d'évaluation des TCA. On dénombre ainsi, en moyenne deux nouvelles échelles par an (Figure 3).

B) SELECTIONS ET DESCRIPTIONS DES ECHELLES SELECTIONNEES

Les résultats montrent que de nombreux outils d'évaluation des TCA retrouvés n'ont pas fait l'objet d'une validation rigoureuse et ont été pour la plupart peu utilisées comme en témoigne le nombre de publications les concernant sur PubMED (Tableau 5). Pour être inclus dans notre analyse, ces instruments devaient bénéficier d'une analyse factorielle et les dimensions explorées clairement identifiées.

Nous avons retenu vingt quatre échelles ayant bénéficié d'une analyse factorielle, dont cinq seulement bénéficient d'une version validée en français et une autre en cours (SCOFF). Nous proposons de présenter ces échelles, de rapporter, lorsqu'elles existent, leurs propriétés psychométriques (critères de validité et de fiabilité) et leurs modalités d'utilisation.

Tableau 5 : Caractéristiques psychométriques des outils d'évaluation des TCA retenus :

Abréviation	Nb pub	Temps	Fidélité	Validité	Sensibilité au changement	VF	VL
Le Composite International Diagnostic Interview	1338	30-60	++	++	+	Pull, 1994	Oui
Le Diagnostic Interview Schedule	1142	30-60	++	++	+		Oui
Interview for Diagnosis of Eating Disorders	931	30-60	++	++	+		
Structured Interview for Diagnosis of ED	807	30-60	++	++	+		
Eating Disorder Inventory	433	10-15	++	++	+		
Mini International Neuropsychiatric Interview	352	30-60	++	++	+	Oui	Oui
L'Eating Disorder Examination	256	30-60	++	++	+		
Three Factor Eating Questionnaire	222	10-15	++	++	+		
Eating Attitude Test	106	05-10	++	++	+		
Body Shape Questionnaire	88	30-60	++	++	+	Rousseau, 2005	Oui
Binge Eating Scale	81	3-5	++	+	+		
L'Eating Disorder Examination questionnaire	80	15-20	++	++	+		
The Dutch Eating Behaviour Questionnaire	60	8-10	++	++	+	Lluch, 1996	Oui
Bulimia test	58	10-12	++	++	++		
Bulimia Test - Revised	34	8-10	++	++	++		
SCOFF	34	2-3	+	+	-	En cours	Oui
Anorexia Nervosa Inventory for Self-Rating	25	5-10	+	+	+		
Eating Attitude Test-26	19	3-5	++	++	+		
Questionnaire on Eating and Weight Patterns-Revised	14	5-15	+	+	-		Oui
Body attitude test	13	10-15	++	++	-		

	Nb pub	VF	VL				
Eating Disorder Diagnostic Scale	9	5-10	++	++	-		
Questionnaire for Eating Disorder Diagnosis	8	15-20	+	+	-	Callahan, 2003	Oui
The Short Evaluation of Eating Disorders	5	3-5	+	+	++		
The Eating Disorders Quality of Life	2	3-5	++	++	+		

(+) Bonne   (++) Excellent   (–) Données incomplètes   Nb pub : nombre de publications
VF : validation française   VL : validation linguistique autre que française

Il existe quatre sortes de techniques d'investigations : Les instruments d'hétéro évaluation qui se présentent sous la forme d'entrevue semi-structurée, les échelles d'observation directe, l'auto-observation (monitoring) et les auto-questionnaires qui sont des séries de questions que le sujet s'administre lui-même. Bien qu'aucune échelle d'auto-observation n'a été validé, nous donnerons un exemple sur ce type de mesure car peuvent être utile en pratique clinique et complémentaires de celles que nous allons décrire :

1. ENTREVUES SEMI-STRUCTUREES

❖ L'EATING DISORDER EXAMINATION (EDE)

L'Eating Disorder Examination (EDE) (Fairburn, 1993) est l'interview semi-structurée la plus souvent décrite et étudiée. L'EDE évalue le comportement alimentaire lors des 4 dernières semaines. Il est composé de 22 items descriptifs regroupés en 4 sous-échelles (restriction, préoccupation alimentaire ; Préoccupation par rapport au poids ; préoccupation corporelle) et de 13 items diagnostiques. Il génère ainsi plusieurs types de données :

- Un score global, traduisant la sévérité du trouble ;
- Un profil individuel reflétant les 4 aspects majeurs de la psychopathologie des TCA et obtenu à partir des 4 sous-échelles ;

- Un diagnostic actuel du type de trouble des conduites alimentaires, selon les critères du DSM-IV, par l'intermédiaire des 13 items diagnostiques.

L'EDE est le seul instrument de mesure qui vérifie d'emblée tous les critères diagnostiques des troubles du comportement alimentaires. En outre, l'EDE propose des définitions claires permettant de faire la distinction entre les différentes formes d'hyperphagie. Une traduction néerlandaise de l'EDE est disponible, tant pour les adultes (Jansen, 1998) que pour les enfants (Decaluwé, 1999). Pour une bonne compréhension des divers concepts et une réalisation rapide, il est indispensable de suivre une formation à l'EDE.

Les indices de cohérence interne des sous-échelles de l'EDE varient entre 0.67 et 0.90. L'information exhaustive que l'instrument permet de recueillir justifie le temps que nécessite son administration.

Il permet d'obtenir une évaluation suffisamment sensible, grâce en partie à une estimation quantitative précise et définie dans le temps (4 dernières semaines) des comportements alimentaires pathologiques et ce afin de disposer d'un outil capable de détecter des formes subsyndromiques, des modifications liées au traitement ou encore d'évaluer la sévérité d'un trouble.

❖ **L'INTERVIEW FOR DIAGNOSIS OF EATING DISORDERS (IDED-IV)**

L'Interview for Diagnosis of Eating Disorders-IV (Kutlesic, Williamson, 1998), est la quatrième édition de IDED (Williamson, 1990). C'est une entrevue clinique semi-structurée développée pour le diagnostic des différents troubles du comportement alimentaire en utilisant les critères du DSM-IV de l'anorexie mentale, de la boulimie, l'hyperphagie boulimique (BED : binge eating disorder) et des autres troubles alimentaire non spécifiés (EDNOS).

L'IDED-IV a subi plusieurs changements par rapport aux versions précédentes (IDED, IDED-R et IDED-III). Outre les modifications inhérentes à des critères diagnostiques du DSM-IV, Il y avait aussi d'autres changements liés aux données biographiques des patients, l'histoire du trouble alimentaire, la structure de l'entrevue, et le mode d'administration de l'entretien qui est plus rigoureux (Kutlesic, 1998). Les questions sont divisées par symptômes, ce qui facilite la classification.

Les items composant l'échelle sont de type Likert (0 à 5 points). Les réponses données par le sujet reflètent la présence ou l'absence des symptômes, ainsi que la sévérité avec lesquels ils se manifestent. Un score de 3 ou plus indique le seuil diagnostique d'un symptôme.

L'IDED-IV se compose de deux parties distinctes. La première partie, semi-structurées, s'intéresse à l'histoire des symptômes des troubles alimentaires, les habitudes alimentaires et les antécédents psychiatriques personnels et familiaux. La deuxième partie de l'entrevue plus structurée et organisée en sous-échelles: L'anorexie mentale, boulimie, l'hyperphagie boulimique (BED) et les autres troubles non spécifié.

L'IDED-IV fournit des données suffisamment fiables et valides notamment la fiabilité à la fois diagnostique jugée très bonne (Coefficient kappa = 0,88) que celle des symptômes individuels (Coefficient kappa = 0,78) (Kutlesic, 1998).

❖ **STRUCTURED INTERVIEW FOR ANOREXIC AND BULIMIC DISORDERS (SIAB)**

L'entrevue structurée pour l'anorexie et la boulimie (SIAB) a été conçue par Fichter et collègues. (1991) comme un entretien semi-standardisés pour évaluer tous les symptômes pertinents associés aux troubles du comportement alimentaire. La version mise à jour après avis d'expert (SIAB-EX) permet le diagnostic des TCA selon les critères du DSM-IV et de la CIM-10_ainsi que la psychopathologie générale des troubles du comportement alimentaire (Fichter, 1998).

Le SIAB-EX se compose de 87 items, dont 67 items permettent d'évaluer la sévérité ou la durée des troubles alimentaires sur une échelle de 0 (symptôme absent) à 4 (symptômes très sévères). Un manuel détaillé de 90 pages existe avec des critères opérationnels ainsi que des exemples donnés pour chaque code de classement d'un item. Les enquêteurs doivent être des psychologues cliniciens ou des médecins psychiatres formés. La durée d'une entrevue est environ 30 à 60 minutes.

L'analyse en composantes principales avec rotation Varimax a produit les six composantes suivantes de la SIAB-EX (Fichter, 1998):

- L'image corporelle et l'idéale minceur
- Psychopathologie générale;
- La sexualité et l'intégration sociale,
- Les symptômes boulimiques,
- Comportements compensatoires inappropriés pour lutter contre la prise de poids, et
- Compulsions atypiques.

Le SIAB-EX diffère de l'EDE dans plusieurs points :

1) Le SIAB-EX couvre un champ plus large que l'EDE. Outre l'évaluation des symptômes des troubles alimentaires explorés par l'EDE, elle couvre des symptômes de dépression, de phobies, d'angoisses et d'obsessions, ainsi que des comportements compulsifs. Le SIAB-EX couvre également les problèmes d'ordre sexuel et de fonctionnement social.

2) Le SIAB-EX obéit plus strictement aux critères du DSM-IV, par exemple dans l'évaluation des crises de boulimie.

3) Il évalue non seulement le symptôme, mais aussi son expression dans le temps.

4) Le SIAB-EX précise également les l'évaluation des crises de boulimie et des troubles alimentaires non spécifiés (ED-NOS).

5) Si, dans le EDE il ya des indications limitées pour l'interviewer, pour le SIAB-EX, il ya un manuel de 90 pages détaillé pour la formation, contenant les définitions des symptômes et des exemples.

Un coefficient alpha de Cronbach indique une bonne cohérence interne pour cinq des six composantes de la SIAB-EX. Le SIAB-EX est disponible en allemand, anglais, italien et espagnol mais pas en français.

Fichter et Quadflieg (2000) ont conçu une version auto-administrée (SIAB-S), et pour sa validation, 377 patients avec un TCA traités ont été évalués dans un délai de deux semaines en utilisant à la fois la SIAB-EX et SIAB-S. l'auto-évaluation basée sur la SIAB-S était assez similaires aux évaluations d'experts (SIAB-EX). Le calcul du coefficient Kappa de Cohen a montré un bon accord entre l'auto-évaluation et l'évaluation d'experts.

Des différences entre les deux approches ont été trouvées: l'auto-évaluation par rapport à l'évaluation d'expert a entraîné une baisse des scores des items : crises boulimiques, comportements compensatoires inappropriés, les attitudes envers la nourriture et l'alimentation, et l'interaction sociale. D'autre part, l'auto-évaluation a conduit à des scores plus élevés pour les items mesurant la psychopathologie générale et les compulsions atypiques. Bien que les questions complexes soient difficiles à évaluer à l'auto-évaluation, des questions (très personnel) peuvent être encore mieux posées dans un auto-questionnaire (Fichter, 200).

❖ LE YALE-BROWN-CORNELL EATING DISORDER SCALE

Le Yale-Brown-Cornell Eating Disorder Scale (YBC-EDS) (Mazure, Halmi, 1994) est une entrevue structurée de 84 items. Elle évalue la sévérité des préoccupations et des rituels alimentaires, corporels et ceux liés au poids. L'instrument semble prometteur, mais peu d'études ont évalué ses valeurs psychométriques.

L'entrevue diagnostique permet d'évaluer l'influence de la forme corporelle et du poids sur l'estime de soi (l'évaluation que le patient fait de lui-même). Aussi, il peut être utile de s'informer de son poids actuel, ainsi que de la perception de son poids durant l'enfance et l'adolescence (Crowther et Sherwood, 1997).

La recherche a appuyé la fiabilité des mesures de YBC EDS, avec un coefficient de cohérence interne allant 0,82 - 0,90 et le coefficient de corrélation kappa allant 0,80 à 1,00 dans les échantillons cliniques (Mazure, 1994; dimanche, Halmi, 1995).

❖ **LE FORBIDDEN FOOD SURVEY**

The Forbidden Food Survey (Ruggiero, Williamson, 1988) est conçu pour évaluer la réponse émotionnelle à différents types d'aliments. Une hypothèse de base est que les patients avec TCA éprouvent un degré élevé d'anxiété liés à certains aliments.

L'instrument contient 45 items et chaque item fait référence à un aliment. Les items sont groupés en cinq sous échelles et trois niveaux calorique (faible, moyen et élevé). Les items sont de type Likert, allant de "je me sens très bien après avoir mangé cette nourriture ", jusqu'à « je me sens très mal après avoir mangé cette nourriture ».

Une étude réalisée par Schlundt et Johnson (1990) a montré un coefficient alpha de Cronbach égale ou supérieur a 0,80 pour touts les items, sauf pour certains items : le lait, les aliments peu caloriques et les boissons. Le test-retest a été 0,63 pour l'item lait et 0,90 pour l'item viande. Dans différents groupes de diagnostic, les boulimiques avec purge ont les scores les plus élevés, et les personnes sans TCA montrent les scores les plus bas. Les corrélations avec d'autres échelles de troubles alimentaires sont relativement élevées. Le FFS semble être un instrument valide pour différencier des groupes cliniques et non cliniques (Johnson, 1990).

❖ LE COMPOSITE INTERNATIONAL DIAGNOSTIC INTERVIEW (CIDI)

Le Composite International Diagnostic Interview (CIDI) est un outil d'entretien diagnostique structuré. La dernière version de cet instrument (OMS, version 2.1, 1996) permet de poser des diagnostics psychiatriques conformes aux définitions de la quatrième édition du manuel diagnostique et statistique des troubles mentaux (DSM-IV) de l'Association américaine de psychiatrie ou de la dixième révision de la classification internationale des maladies (CIM-10) de l'Organisation mondiale de la santé.

Cet instrument peut diagnostiquer 40 troubles tels que la dépression majeure, la manie, la dysthymie, les troubles liés à l'utilisation de substances (alcool, drogues, médicament, ...), le trouble panique, l'agoraphobie, les phobies simples, la phobie sociale, le trouble obsessionnel-compulsif, le trouble anxieux généralisé, les troubles psychotiques ainsi que les TCA.

Cet entretien génère des diagnostics et permet également une approche dimensionnelle (fréquence et sévérité des symptômes par diagnostic).

Il s'agit d'un entretien structuré qui permet d'estimer, dans une population, la prévalence des troubles sur la vie entière et au cours des 12 derniers mois. Le CIDI comprend différents types de questions et de cotations. Cet outil se présente sous la forme d'un entretien (sur papier ou ordinateur) conçu pour être utilisé par des non cliniciens. Toutefois, son utilisation nécessite une formation au recueil, à la saisie et à l'analyse des données. Il est possible d'utiliser cet outil par module.

La version sur ordinateur est plus facile à utiliser car elle permet de sélectionner des modules et d'identifier au début de l'entretien les diagnostics les plus importants à repérer. Cela permet de récupérer l'information minimale essentielle et de pallier aux non-réponses et/ou aux abandons en cours d'entretien.

La durée de passation est plus de 90 minutes (pour l'ensemble des modules). Cet outil peut être utilisé dans tout type de population et notamment en population générale, à partir de l'âge de 12 ans.

Des études de validation ont été effectuées et ont confirmé que cet instrument est valide. Cependant, d'autres études plus récentes mesurant l'accord interjuges obtenu entre le CIDI et d'autres instruments de référence ont observé des valeurs parfois très décevantes, posant ainsi le problème de la pertinence clinique des diagnostics obtenus par cet instrument. L'explication la plus plausible résiderait dans le fait que cet instrument est administré par des non-cliniciens qui n'ont pas la compétence requise pour « corriger » des réponses manifestement inadéquates.

Traduit et validé en 25 langues dont l'anglais et le français (Pull, 1994). Il existe une version simplifiée du CIDI, le CIDI Short Form, dont l'objectif est de diagnostiquer les troubles les plus fréquemment rencontrés.

❖ **LE MINI INTERNATIONAL NEUROPSYCHIATRIC INTERVIEW (MINI)**

Le MINI est un questionnaire structuré d'interview à visée diagnostique, créé dans le but de remplacer les outils diagnostiques tels que la CIDI (Composite International Diagnostic

Interview) ou le SCID (Structured Clinical Interview For DSM-III-R), qui sont plus longs à utiliser (Sheehan, 1997). Le MINI permet d'identifier les troubles suivants selon les critères du DSM-IV et de la CIM-10 : l'épisode de dépression majeure, les épisodes maniaques, les troubles obsessionnels et compulsifs, le trouble panique, l'agoraphobie, la phobie simple et la phobie sociale, l'anxiété généralisée, l'état de stress post-traumatique (ESPT), les troubles psychotiques, le risque suicidaire, l'abus d'alcool et l'alcolo-dépendance, l'abus et la dépendance de drogues, l'anorexie et la boulimie. L'intégralité du MINI contient 120 questions réparties en modules qui peuvent être administrés séparément. Pour chaque trouble, on compte 2 à 4 questions filtres permettant le dépistage des symptômes ; des questions supplémentaires sont posées en fonction des réponses aux questions précédentes, permettant ainsi de valider ou d'invalider le diagnostic concerné.

Le MINI a été traduit dans plus de 40 langues dont le français, la durée de passation totale varie entre 20 et 40 minutes, et seule une courte période de formation est nécessaire pour son application (Sheehan, 1997).

Conçu initialement pour être utilisé comme un entretien structuré administré par un clinicien, il est parfois utilisé comme auto-questionnaire bien qu'il soit peu adapté à ce mode de passation. Le MINI présente de meilleures qualités psychométriques lorsqu'il est administré par un clinicien qu'en auto-questionnaire (Sheehan, 1997).

❖ LE DIAGNOSTIC INTERVIEW SCHEDULE (DIS)

Le Diagnostic Interview Schedule (DIS) élaboré par Robins et al. (1981) est un entretien structuré qui permet d'établir des diagnostics à partir de symptômes psychiatriques, en se basant sur les critères du DSM III de l'Association américaine de psychiatrie.

Le DIS couvre les diagnostics suivants : la démence sénile, la schizophrénie, la dépression majeure, la dysthymie, le trouble panique, les manies, l'agoraphobie, les phobies simples, le trouble obsessionnel compulsif, les troubles de la personnalité, l'état de stress post-traumatique, les troubles liés à l'utilisation d'une substance, l'abus et la dépendance (alcool, drogues, médicaments ...), les désordres somatiques, l'anorexie mentale. Tous les diagnostics sont réalisés en se basant sur la vie entière mais, pour chaque trouble, une question permet de déterminer le caractère récent ou non de l'apparition des troubles.

Cet entretien permet également une approche dimensionnelle dans la mesure où il détermine le nombre total de symptômes pour chaque diagnostic ainsi que le nombre de critères rencontrés.

Conçu pour être administré par un non clinicien. Les auteurs recommandent toutefois que l'interviewer soit préalablement formé aux techniques des entretiens psychiatriques. La durée de passation est de 45 à 75 minutes.

Le DIS est un instrument conçu pour être utilisé auprès d'adultes, toutefois il existe une version du DIS pour les enfants dès 5-6 ans ainsi qu'une version pour les parents concernant le comportement de leurs enfants.

Dans la mesure où l'instrument a été conçu pour que des non cliniciens puissent réaliser des diagnostics identiques à ceux des psychiatres, Robins et coll. ont évalué la capacité de cet instrument à répondre à cet objectif. Une étude d'évaluation a été conduite sur 216 patients interviewés successivement à l'aide du DIS par un psychiatre et un non clinicien. Selon les troubles diagnostiqués, la proportion des non cliniciens ayant posé un diagnostic concordant avec celui des psychiatres variait entre 56 et 100 %.

Pour l'ensemble des diagnostics réalisés selon les critères du DSM III la concordance était de 0,69, la sensibilité était de 75 % et la spécificité de 94 %. Selon les troubles diagnostiqués la sensibilité variait entre 44 et 100% et la spécificité entre 88 et 100 %. Ces critères de fidélité sont équivalents à ceux retrouvés dans l'étude de Breslau et Davis (1987) qui ont estimé un accord interjuges important (kappa=0,67 ; sensibilité de 86 % et spécificité de 82 % pour l'outil dans son intégralité).

Dans les études de Schlenger et coll. (1987) et Watson et coll. (1991) les valeurs de la sensibilité fluctuaient entre 87 % et 92 % et la spécificité entre 73 % et 91 % quels que soient les troubles. Si les qualités psychométriques de cet outil semblent bonnes en population pathologiques, elles le sont nettement moins en population générale : l'étude de Kulka (1988) note une sensibilité de 23 % dans un échantillon en population générale.

Conçu en Anglais, il a été traduit en français par Kovess et Fournier (1990). Le DIS permet d'obtenir un diagnostic formel des populations pathologiques, il présente de bonnes qualités psychométriques. Il s'agit d'un outil très utilisé dans la littérature, qui présente de bonnes qualités métrologiques mais qui souffre toutefois de son ancienneté, puisque il est basé sur des critères DSM III. Des études suggèrent également une meilleure capacité diagnostique du DIS dans des populations pathologiques qu'en population générale. Par contre, il présente comme avantage de pouvoir être administré par un non clinicien.

2. LES QUESTIONNAIRES AUTO-ADMINISTRES

On peut distinguer : les questionnaires utiles au dépistage des TCA, les questionnaires de diagnostique basés sur les critères du DSM-IV, les questionnaires de mesure générale des symptômes des TCA, des questionnaires de mesures spécifiques des symptômes des TCA, et des questionnaires de mesure de la qualité de vie dans les TCA.

Les questionnaires décrits sont ceux présentant les meilleures qualités psychométriques et un grand intérêt clinique. Ils sont aussi les plus utilisés en pratiques courante, cette liste descriptive n'est donc pas exhaustive.

A. LES QUESTIONNAIRES DE DEPISTAGE DES TCA

L'American Medical Association et l'American Family Physician (Montalto, 1998; AMA, 1997) recommandent le dépistage annuel des troubles du comportement alimentaire chez les 11 et 21 ans. Elles proposent de rechercher systématiquement : une perte de poids de plus de 10 %, les habitudes alimentaires afin de déterminer une tendance au régime restrictif, l'utilisation de stratégies de perte de poids (vomissements, prise de laxatifs, de diurétiques) et des perturbations de l'image corporelle et enfin de calculer l'IMC (poids en kg/taille en m2). En France, la Haute Autorité de Santé (HAS), préconise un dépistage systématique des TCA chez les enfants de 7 à 18 ans par les médecins généralistes, les pédiatres et les médecins scolaires.

La mise en place d'outils de dépistage valides, faciles d'utilisation et reproductibles pour le dépistage des TCA est donc essentielle pour la pratique quotidienne des praticiens et des professionnels de la médecine préventive qui pourraient jouer un rôle crucial dans le diagnostic précoce des patients atteints de TCA. Bien qu'elle soit encore limitée dans les hôpitaux généraux, l'utilisation de ces questionnaires peut faciliter la collecte et l'analyse de données épidémiologiques. Parmi ces questionnaires, nous avons :

- **LE BULIT (BULIMIA TEST)**

Mis au point par Smith et Thelen en 1984, il est conçu avec 36 items uniquement pour l'évaluation de la boulimie. Celui-ci a été élaboré selon les critères de Russel et du DSM III. Chaque item est coté de 1 à 5, en fonction du caractère pathologique. Actuellement, seul le score global est pris en compte dans les études. Les scores supérieurs ou égaux à 102 correspondent aux états pathologiques, les scores entre 88 et 102 signalent des conduites alimentaires anormales, en l'absence de tout syndrome organisé (Guelfi, 1996 ; Bouvard, 1996).

Le BULIT validé aux USA (Smith, 1984) n'a pas à notre connaissance fait l'objet d'une traduction française validée. D'autres études doivent venir valider la valeur de cet instrument, dont l'application essentielle reste le dépistage des conduites boulimiques en population non clinique.

La version révisée du BULIT (BULIT-R) est composée de 28 items, donne lieu à un score dont la note seuil permet d'identifier les sujets répondant aux critères diagnostiques de la boulimie (DSM-III-R) (Thelen, 1996). Le BULIT-R ne fournit cependant aucune information relative à l'anorexie mentale, et ne permet pas d'identifier les formes subsyndromiques. Tout sujet qui n'atteint pas le seuil est considéré comme ne manifestant pas de TCA (Callahan, 2003).

Bien que la plupart des études de validation ont été effectuées sur la forme antérieure, le BULIT et BULIT-R sont fortement corrélés (Coefficient de corrélation = 0,99) (Thelen, 1991). En pratique clinique, le BULIT-R est une forme brève, et valide pour le dépistage des personnes avec BN, ainsi que le suivi des patients sous traitement.

- **LE BITE (BULIMIC INVENTORY TEST EDINBURGH)**

Il est conçu par Henderson et Freeman en 1987, c'est un auto-questionnaire composé de 33 items fondés sur les critères diagnostiques du DSM IV de la boulimie. Il est clair, facile d'administration et a été bien étudié sur le plan métrologique. Il permet d'identifier les personnes atteintes de symptômes boulimiques ou présentant des accès de frénésie alimentaire. Il est constitué de 2 sous-échelles : une échelle de symptômes composée de 30 items à réponses binaires évaluant le nombre de symptômes présents, et une échelle de sévérité de 3 items qui fournit un indice de la sévérité du comportement de frénésie alimentaire ou de purge en fonction de leur fréquence sur un mois. Le BITE peut être utilisé soit comme un indice de sévérité du trouble, soit comme un instrument de dépistage

(Bouvard, 1996). Lorsqu'il est utilisé comme instrument de dépistage le sujet doit répondre en s'appuyant sur ses sentiments et comportements durant les 3 derniers mois.

La validation a été réalisée sur des populations cliniques et contrôles (Henderson et Freeman, 1987). La consistance interne est satisfaisante pour l'échelle de symptôme et l'échelle de sévérité. La fidélité test-retest est de 0,86 chez les sujets contrôles et elle est de 0,68 chez des sujets boulimiques. La sensibilité au changement est bonne. D'après Henderson et Freeman (1987), la note seuil pour l'échelle de symptômes serait 20 et celle de l'échelle de sévérité est 5. La version française n'a pas été étudiée.

- **EAT - EATING ATTITUDE TEST**

Aussi appelé RAT ou Rate Attitude Test, a été conçu par Garner et Garfinkel en 1979, traduit et validé en français par Carrot et al (1987) sous le dénominatif de : Échelle d'auto-évaluation de l'anorexie mentale. C'est l'échelle la plus connue et la plus utilisée pour évaluer la gravité de l'AM et son évolution.

Le EAT comprend 40 items dont certains explorent les comportements boulimiques, ce qui à permis l'extension de son usage. Il a pu aussi être utilisé dans une version réduite à 26 items (EAT-26) (Garner, 1982). En fait, l'analyse factorielle de l'EAT met en évidence trois types de facteurs : restriction alimentaire (13 items), boulimie et préoccupations concernant la nourriture (6 items) et contrôle de la prise alimentaire (7 items). L'EAT- 26 supprime les 14 items restants n'entrant dans aucune dimension. D'après Garner, la note seuil pour la version à 40 items est de 30. La note seuil pour la version 26 items est de 20. Le coefficient de corrélation entre EAT- 40 et l'EAT-26 est de 0,98.

Pour la version à 40 items, les études de validation sont nombreuses (Pellet, 1993). La consistance interne parait bonne quelque soit la version. La validité de critères montre que les deux versions de l'EAT différencient les sujets anorexiques des sujets contrôles. La sensibilité au changement est bonne (Garner, 1979).

La version réduite peut être utilisée comme instrument de dépistage de TCA dans une population à risque (adolescentes), mais ne permet pas de distinguer l'anorexie de la boulimie ni de différencier les deux types d'anorexie. Cependant un score élevé dans une population contrôle n'est pas synonyme d'un diagnostic d'AM, et que certains sujets malades peuvent avoir un score inferieur à la valeur seuil.

L'étude québécoise de Ratté et al. (1989), fait apparaître qu'un EAT-26 $\geq$ 20 associé à un poids $\leq$ 80% du poids idéal est un outil de dépistage spécifique des troubles sévères du comportement alimentaire.

L'EAT-26 a été étudiée auprès d'une population québécoise francophone et anglophone. La version française traduite présente les mêmes caractéristiques psychométriques que la version anglaise. Elle permet de distinguer un groupe de patientes adultes et adolescentes (anorexique et boulimique) de sujets contrôles. La sensibilité est de 89% et la spécificité de 89,9% (Leichner, 1994).

- **LE QUESTIONNAIRE SCOFF**

En 1999, Morgan et al. ont développé en Angleterre une échelle composée de 5 questions appelée SCOFF (Sick, control, one, fat et food) qui a été testée et validée dans une population composée de patientes atteintes de TCA et d'un groupe contrôle. Cette étude a montré une sensibilité de 100% et une spécificité de 87,5%. Ces résultats ont été confirmés par la suite, en médecine générale et scolaire (Morgan, 1999 ; Luck, 2002).

Depuis lors, cette échelle a été traduite et validée en espagnole (Garcia, 2005), en italien (Siervo, 2005) et en chinois (Leung, 2009), et retrouve une efficacité et une validité comparables aux études anglo-saxonnes. Ce questionnaire a été adopté comme un instrument de dépistage standard au Royaume-Uni (Muro, 2008 ; Hill, 2009).

Dans une étude parallèle, nous avons traduit et validé ce questionnaire en langue française. La traduction et l'adaptation en français ont été réalisées selon trois étapes inspirées du processus de validation transculturelle établi par Vallerand (1989). Le questionnaire traduit a été ensuite administré à un échantillon de 400 étudiantes et les données recueillies permettaient de vérifier ces propriétés métrologiques et de les comparer avec la version anglophone initiale. La validation externe a été calculée à l'aide des données du MINI et les critères du DSM-IV comme référence. Les analyses effectuées démontrent que le SCOFF-F se comporte comme la version anglophone et relativement peu de différences sont notées.

Ainsi la meilleure valeur seuil du SCOFF-F était de deux ou plusieurs questions positives. Ceci est équivalent à celui initialement établi par Morgan et al. (1999) et confirmé par d'autres études de traduction et da validation du SCOFF (Garcia-Sampaio, 2005 ; Leung,

2009). Pour un seuil supérieur ou égal à deux, la sensibilité du SCOFF-F était de 94,6% et la spécificité de 94,8%. La construction d'une courbe ROC (Receiving Operator Characteristic) à confirmé la meilleure valeur seuil (>=2 réponses positives) et l'aire sous la courbe mesurée est égale à 0,96 ce qui signifie que 96% des étudiantes ayant complété le questionnaire SCOFF-F et ayant un score égal ou supérieur à deux ont un trouble du comportement alimentaire.

La valeur prédictive négative (VPN) également élevée de 99% et la valeur prédictive positive (VPP) de 65% confirme le potentiel de ce questionnaire pour le dépistage des TCA dans une population étudiante. Le taux relativement faible du VPP risque de surestimer les TCA mais ce risque à été jugé acceptable et représente un bon compromis pour une meilleure sensibilité (Morgan, 1999). Par ailleurs, l'absence de critère du MINI permettant de faire le diagnostic des formes subsyndromique ou partielles (NOS) pourrait expliquer le nombre de faux positifs retrouvés avec l'échelle SCOFF-F, cela souligne la nécessité d'améliorer les critères diagnostiques dans les futures classifications diagnostiques.

La cohérence interne était faible pour ce questionnaire avec un coefficient alpha de Cronbach de 0,43 ce qui est considéré comme insuffisant pour les tests de diagnostic, mais reste acceptable pour les tests de dépistage (Streinner, 2003). Des valeurs comparables du coefficient alpha de Cronbach ont été retrouvées dans les versions espagnole et chinoise, avec 0,58 et 0,43 respectivement (Campo, 2006 ; Leung, 2009). Ce faible indice de cohérence interne reflète le petit nombre et la dichotomie des questions. D'ailleurs, une façon d'augmenter cet indice est d'ajouter des items homogènes au trait mesuré (Anastasi, 1997). Toutefois, ajouter des items irait à l'encontre d'un des buts premiers de l'auteur qui était de limiter le nombre d'items présents dans l'instrument pour favoriser une administration brève

(Morgan, 1999). Les éléments qui constituent le questionnaire SCOFF-F mesurent plus d'un construit (multidimensionnel), ce qui explique également le faible coefficient alpha de Cronbach retrouvé. Pour Schmitt, un coefficient alpha relativement faible n'affecte pas nécessairement la validité d'un test (Schmitt, 1996).

- **SHORT EVALUATION OF EATING DISORDERS (SEED)**

Le Short Evaluation of Eating Disorders est un auto-questionnaire développé par Bauer (2005) pour l'évaluation des symptômes évocateurs de troubles du comportement alimentaires. Il couvre les trois principaux symptômes de l'anorexie (l'amaigrissement, les préoccupations liées au poids, et les distorsions de l'image corporelle) et de la Boulimie (nombre de crises de boulimie, le type et le nombre de manouvres compensatoires, et les préoccupations corporelles et pondérales).

Le SEED comporte six items et permet le calcul de deux indices de sévérité pour les symptômes de l'anorexie et de la boulimie (Total Indice de gravité). Les tems sont de type Likert avec 4 niveaux de cotation (de 0 = pas de symptôme à 3 = symptômes extrêmes). Le sujet doit répondre en s'appuyant sur ses sentiments et comportements durant les 4 dernières semaines. Des scores plus élevés indiquent une plus grande sévérité des troubles du comportement alimentaire. Le temps de passation est d'environ 5 minutes.

La validation a été réalisée sur des populations cliniques et contrôles (Bauer, 2005). Le questionnaire a montré une bonne sensibilité au changement, et il peut être utilisé de façon répétée, même après des intervalles de temps courts. Les corrélations (corrélations intraclasse de 0,77 et 0,84). Dans l'ensemble, les analyses soulignent la validité de l'instrument.

B. LES QUESTIONNAIRES DE DIAGNOSTIQUE BASES SUR LES CRITERES DU DSM-IV

En plus des entrevues (IDED, MINI mentionnés ci-dessus), il ya quelques auto-questionnaires basés sur les critères du DSM-IV.

• LE QUESTIONNAIRE FOR EATING DISORDER DIAGNOSIS (Q-EDD)

En 2003, Callahan a traduit et validé le Questionnaire for Eating Disorder Diagnoses (Q-EDD) en langue française. Initialement élaboré en langue anglaise par Mintz en 1997, ce questionnaire présente de bonnes caractéristiques métrologiques. Il est constitué de 50 questions et peut être rempli en 10 à 15 minutes environ.

Le Q-EDD s'appui sur les critères du DSM-IV pour l'AM, la BN et les troubles subsyndromiques. A l'issu du questionnaire, les sujets sont classés présentant ou pas un TCA selon les critères du DSM-IV. Les sujets classés dans la catégorie « Absence de TCA » sont ensuite répartis en deux groupes, selon la présence ou non de troubles alimentaires «symptomatiques ou non symptomatiques».

Il permet non seulement de diagnostiquer l'anorexie et la boulimie, mais aussi d'évaluer la présence des formes subsyndromiques du DSM-IV (boulimie subclinique, anorexie avec menstruation, boulimie sans hyperphagie, comportement de mâcher et recracher, binge eating disorder) (Callahan et al. 2003).

Les qualités psychométriques de la version anglaise du Q-EDD ont été mises en évidence par Mintz et al. (1997), sur trois échantillons de sujets un de 37 femmes souffrant de TCA et deux non cliniques de 136 et 167 femmes. Il retrouve une fidélité interjuges de 100%, une bonne validité convergente, et une bonne fidélité test-retest à 15 jours d'intervalle.

Depuis sa publication, le Q-EDD a été traduit en 14 langues. Callahan et al. (2003) ont testé la fiabilité de la version française auprès de 59 étudiantes de psychologie et ont retrouvé des résultats similaires.

- **EATING DISORDER DIAGNOSTIC SCALE (EDDS)**

The Eating Disorder Diagnostic Scale a récemment été développé comme un auto-questionnaire bref pour diagnostiquer l'AN, BN, et le Binge Eating Disorder (BED) (Stice, 2000). Ses items ont été tirés à partir de sources multiples afin d'améliorer la validité du contenu de l'échelle. Ainsi, l'auteur a puisé dans les critères du DSM-IV pour l'AM, BN et BED puis adaptés à partir de l'EDE (Fairburn et Cooper, 1993) et du SCID (Spitzer, 1990).

Le questionnaire comprend 22 items de différents types : Likert, dichotomiques (oui/non), la fréquence, et des réponses écrites pour évaluer tous les symptômes diagnostic du DSM-IV d'anorexie mentale, de boulimie et d'hyperphagie boulimique.

La version préliminaire de ce questionnaire ainsi obtenue a bénéficié d'une validation de contenu par un groupe d'experts, puis administrée lors d'une étude multicentrique et prospective à 367 femmes âgées de 13 et 65 (M = 29,7, SD = 13,2) recrutées dans les régions métropolitaines de San Francisco, New York (Minneapolis, St. Paul, et Austin). L'objectif de cette étude était de fournir la preuve de sa fiabilité et la validité (Stice, 2000).

L'EDDS a montré une bonne fiabilité test-retest sur un intervalle d'une semaine (r = 0,87) et une bonne consistance interne entre les items (alpha de Cronbach = 0,89). Un coefficient kappa entre le SEDD et ceux des entrevues structurées a été de 99% pour l'anorexie mentale, 96% pour la boulimie, et 93% pour BED, qui représente le bien à une excellente concordance.

Dans une autre étude, Stice et coll. (2004), confirment les bonnes qualités psychométriques du SEDD. L'échelle n'a pas fait l'objet à notre connaissance d'une validation française.

Cette échelle a été traduite et validée en chinois (Lee, 2007). Le SEDD a été administré à une population d'adolescent (359 garçons et 387 filles), âgés de 12 à 19 ans, à deux reprises, et à un mois d'intervalle. L'analyse factorielle a produit les quatre composantes suivantes: l'insatisfaction corporelle, la boulimie, la fréquence des crises boulimiques, et la fréquence des comportements compensatoires. La cohérence interne de ces facteurs est acceptable. Le test-retest a été élevé pour le facteur insatisfaction corporelle, mais faible à modérée pour les autres facteurs et des diagnostics. L'auteur recommande le SEDD comme un instrument de dépistage des TCA chez les jeunes de Hong Kong (Lee, 2007).

- **QUESTIONNAIRE ON EATING AND WEIGHT PATTERNS—REVISED**

Le QEWP-R est un auto-questionnaire à 28 items (Spitzer, 1993). Il a été développé comme un instrument de dépistage pour aider à l'identification et le diagnostic des personnes avec Binge Eating Disorder (BED) selon les critères de diagnostic provisoires du DSM-IV, BN, et les formes subsyndromique du BED.

Les propriétés psychométriques sont limitées, mais dans l'ensemble, le QEWP-R affiche une fiabilité et une validité acceptable (Nangle, 1994).

C. LES QUESTIONNAIRES DE MESURE GENERALE DES SYMPTOMES DES TCA

- **EDI — EATING DISORDERS INVENTORY**

L'Eating Disorder Inventory (EDI) a été conçu par Garner et al. (1983), Il s'agit d'un auto-questionnaire multidimensionnel spécifique des différents types de troubles du comportement alimentaire ; il a été conçu afin de définir les caractéristiques cognitives et comportementales des patientes anorexiques et boulimiques. Il a été traduit et validé en français par Criquillon-Doublet et al. (1995) sous le dénominatif de : Inventaire des troubles alimentaires.

C'est un questionnaire de 64 items, présenté sous la forme d'échelle de type Likert, offrant chacun 6 degrés de cotation (toujours, habituellement, souvent, quelquefois, rarement, jamais) et répartis en huit sous-échelles :
- *désir de minceur*
- *boulimie*
- *insatisfaction de son corps*
- *sentiment d'inefficacité*
- *perfectionnisme*
- *défiance vis-à-vis d'autrui*
- *conscience de soi*
- *peur de la maturité*

L'inventaire des troubles alimentaires ne doit pas être utilisé comme instrument diagnostique; les patients ayant des hauts scores doivent bénéficier d'un entretien. L'inventaire a été étudié chez les adolescents à partir de 11 ans.

Il y a eu deux révisions ultérieures par Garner; eating disorder inventory 2 (EDI-2) en 1991 et la version 3 (EDI-3) publiée en 2004. L'EDI-2 conserve le format original de l'EDI avec l'inclusion de 27 nouveaux items répartis en trois sous-échelles complémentaires (Ascèse, régulation des impulsions et l'insécurité sociale). La cohérence interne de chacune des sous-échelles approche 0,80 et la validité est satisfaisante (Crowther, 1992).

La version francophone de L'EDI-2 n'à jamais été étudiée. L'EDI 3, non encore traduit en français, est adapté et élargie à une population plus âgée (femmes 13-53 ans).

- **THE EATING DISORDER EXAMINATION-QUESTIONNAIRE (EDE-Q)**

C'est un auto-questionnaire à 39 items. Il est adapté par Fairburn et Beglin (1994) à partir de L'Eating Disorder Examination et il permet d'évaluer les principales caractéristiques du comportement et de la psychopathologie associée des TCA. Composé de quatre sous-échelles évaluant la restriction alimentaire, ainsi que les préoccupations à l'égard de l'alimentation, du poids et de la forme corporelle.

Il y a eu plusieurs études sur les propriétés psychométriques de l'EDE-Q. Luce et Crowther (1999) ont étudié sa cohérence interne et la fidélité test-retest dans un échantillon de 139 étudiantes de premier cycle. Le coefficient Alpha de Cronbach pour les quatre sous-échelles a varié de 0,78 à 0,93. La fidélité test-retest allant de 0,81 à 0,94 dans les sous-échelles et de 0,57 à 0,70 pour les items mesurant la fréquence des comportements (crises compulsives, vomissements…). Étant donné le délai de 28 jours de l'EDE-Q, la stabilité temporelle est un peu plus faible pour les items mesurant la dimension comportementale liée sans doute aux fluctuations de la fréquence des symptômes.

Globalement, les EDE-Q a été déterminé à être un auto-questionnaire avec de bonnes qualités psychométrique et très utile pour le dépistage des troubles alimentaires.

L'EDE-Q offre une évaluation globale au même de la psychopathologie spécifique des comportements alimentaires désordonnés dans une période relativement brève. Les études sur la validité de l'EDE-Q ont démontré un haut niveau d'accord entre l'EDE et EDE-Q et dans l'évaluation des caractéristiques de base des attitudes de trouble alimentaire psychopathologie dans la population générale (Fairburn, 1994; Mond, 2004), et en échantillons clinique à la fois des patients avec une boulimie nerveuse (BN) et hyperphagie boulimique (BED) (Carter, 2001; Wilfley, 1997; Grilo, 2001).

Le Child Eating Disorder Examination (ChEDE) a été élaboré par Carter (2001). C'est une forme modifiée de l'EDE-Q adapté pour une utilisation chez les adolescents. Ainsi, le délai a été raccourci de 28 jours à 14 jours, et certains mots et certaines phrases ont été remplacés par un langage plus simple.

- **ANOREXIA NERVOSA INVENTORY FOR SELF-RATING (ANIS)**

L'Anorexia Nervosa Inventory for Self-Rating (ANIS) est un instrument allemand, développé par Fichter et Keeser (1980) pour le diagnostic et l'évaluation de suivi des patients anorexiques au cours du traitement.

L'ANIS a été le premier instrument couvrant les aspects de la psychopathologie générale des troubles du comportement alimentaire aux côtés du questionnaire EAT. C'est un auto-questionnaire à 32 items. L'évaluation de la structure factorielle de l'ANIS avec différentes méthodes d'extraction et de rotation a abouti à six facteurs (Fichter, 1980):

- La conscience de sa silhouette,
- La mésestime de soi,
- Les traits obsessionnels et compulsifs,
- Les effets négatifs des repas (vomissement après les repas),
- Les angoisses sexuelles, et
- La perte de contrôle sur l'alimentation (Boulimie).

Une étude de validation réalisée sur une population d'écoliers allemands et italiens âgés de 11-20 ans (n =1402) montre une bonne consistance interne pour quatre de ses sous-échelles avec une coefficient alpha de Cronbach de 0,87 (conscience de sa silhouette), 0,85 (La mésestime de soi), 0,68 (effets négatifs des repas), 0,82 (Boulimie) et 0,89 (score total); toutefois, la fiabilité des sous-échelles (angoisses sexuelles) et (Traits obsessionnels et compulsifs) est médiocre dans cette population d'adolescent sains avec respectivement un coefficient alpha de Cronbach de 0,57 et 0,64 (Rathner, 1998). Étant donné que certains éléments et sous-échelles ont montré des faiblesses, une version raccourcie de 20 items a été conçu contenant seulement 4 sous-échelles :

- La conscience de sa silhouette,
- La mésestime de soi,
- Les effets négatifs des repas, et
- La perte de contrôle sur l'alimentation (Boulimie).

La cohérence interne totale de l'ANIS-20 a été très bonne (alpha de Cronbach = 0,90), et pour les sous-échelles (de 0,70 à 0,85); validité discriminante n'a pas été affectée par cette abréviation. En conclusion, tant l'original que la version abrégée (ANIS et ANIS-20) sont des instruments psychométriques valides et fiables. Pour le dépistage la forme courte est recommandée (Rathner, 1998).

D. LES QUESTIONNAIRES DE MESURE SPECIFIQUES DES SYMPTOMES DES TCA

- **LE BINGE SCALE QUESTIONNAIRE – BSQ :**

Proposé en 1980 par Hawkins et Clement pour évaluer les comportements boulimiques (binge) et des vomissements provoqués. Le BSQ est probablement la première échelle d'évaluation des comportements boulimiques.

Composé de 9 items de type Likert, le BSQ est essentiellement un instrument de dépistage et ne peut pas être utilisés à des fins de diagnostic, car il ne révèle que la survenue de crises de Boulimie et des vomissements et ne pas évaluer leur fréquence (Hawkins, 1980). Un score de 10 ou moins sur l'échelle représente la norme, et un score égale ou supérieur 15 suggère la présence d'un trouble du comportement alimentaire.

Hawkins et Clément (1980) ont rapporté un coefficient alpha de Cronbach de 0,68 pour l'ensemble des items. Une fiabilité test-retest à 1 mois d'intervalle est de 0,88. Bien que le BES fournisse un score total, les auteurs ont également réalisé une analyse factorielle avec rotation varimax des composantes, qui a abouti à une solution à deux facteurs: le sentiment de culpabilité et d'inquiétude faces aux crises de boulimie, et les aspects comportementaux de l'hyperphagie boulimique (Hawkins, 1980).

• THE BINGE EATING SCALE - BES

Proposé par Gormally et collaborateurs (1982) pour évaluer les comportements, les sentiments et les aspects cognitifs liés à des épisodes boulimiques chez les sujets obèses. Chaque item de l'échelle est composé d'une série de déclarations qui reflètent la gravité de l'état exploré.

L'hypothèse de départ était celle de la conscience par le patient de l'anormalité de ses habitudes alimentaires et sa crainte de ne pas être en mesure de les contrôler. Sur cette base, ils ont construit une échelle d'auto-évaluation composée de 19 items qui explore la fréquence des crises boulimiques, leur durée et leurs caractéristiques, les sentiments qui les accompagnent, la présence ou l'absence de vomissements. Le score est pondéré et varie d'un item à l'autre, donc, par exemple, l'item qui explore la fréquence des crises boulimiques, le score 0 est attribué à (boulimie rare) et le score 3 à (plus d'une crise de boulimie par jour). L'item qui évalue la vitesse d'ingestion des aliments, le score de 0 est attribué aux réponses «je mange plus lentement que d'habitude" et "je mange comme d'habitude» et le score de 1 à "je mange très rapidement».Ainsi, chaque item présente trois ou quatre états différemment pondérés, avec un score final allant de 0 à 46. Les 9 premiers items mesurent la gravité de la Boulimie, les 10 autres ont fourni chacun une idée plus précise de la fréquence et des caractéristiques du comportement boulimique (Gormally, 1982 ; Marcus, 1988).

Certains auteurs ont suggéré son utilité potentielle comme un instrument de dépistage de l'hyperphagie boulimique (BED) (Greeno, 1995; Ricca, 2000). Basé sur les scores de BES (Gormally, 1982 ; Marcus, 1988), ils ont classé les comportements perturbés en trois niveaux différents de gravité: les patients marquant 17 et moins ont étaient considérés comme non hyperphage, ceux qui se situent entre 18 et 26 étaient considérés comme hyperphages modérés et ceux qui obtiennent 27 et plus étaient considérés comme des hyperphages boulimiques. Ainsi, environ 98% des patients avec un score total égal ou supérieur à 27 répondent aux critères diagnostiques de la boulimie, mais aucun de ceux ayant obtenu une note égale ou inférieure à 17 ne remplissent les critères diagnostiques de la boulimie.

L'échelle a montré une bonne cohérence interne et fiabilité test-retest (Gormally, 1982). La version portugaise BES présente également de bonnes qualités psychométriques (Freitas, 2001), elle a été largement utilisé au Brésil (Appolinario, 2002; Fontenelle, 2002). Ce questionnaire à été traduit en français par Isnard et collaborateurs (Hôpital Robert Debré, Paris, France), et administré a une population d'enfants obèses alors même qu'il n'a pas fait l'objet d'une validation française préalable (Isnard, 2003).

- **THREE-FACTOR EATING QUESTIONNAIRE OR EATING INVENTORY (TFEQ)**

Le questionnaire « Three Factor Eating Questionnaire », de Stunkard et Messick (1985) est un auto-questionnaire qui permet d'étudier trois dimensions du comportement alimentaire : la restriction alimentaire, la sensation de faim et la désinhibition (définie par la survenue d'accès incontrôlés d'hyperphagie, qui sont le plus souvent secondaires à la levée d'une restriction alimentaire).

- la composante restrictive proprement dite, c'est à dire tout ce qui concerne les efforts pour limiter consciemment sa prise alimentaire
- une composante "désinhibition" qui se rapporte à ce qui est relâchement brutal de la restriction et qui explore les situations dans lesquelles il survient.

114

- une composante plus difficile à définir, qui a trait aux sensations de faim récurrentes que ressent l'individu au cours de la journée.

Le questionnaire contient 51 items reparti en deux types: 36 items à réponses binaires (vrai / faux), et 15 items de type Likert. Les items sont issus du questionnaire Restraint Scale (RS) (Herman, 1975).

Le TFEQ présente de bonnes qualités psychométriques notamment une bonne fiabilité et une bonne validité. Les études ont montré une bonne consistance interne, avec un coefficient alpha de Cronbach de 0,80-0,93 pour les trois sous-échelles (Stunkard, 2008). La fiabilité test-retest a été 0,80-0,93 pour les sous-échelles dans un petit échantillon. Il existe une corrélation entre les scores obtenu et la gravite des crises de boulimie, ce qui permet facilement de différencier entre les sujets témoins et boulimique.

La sous-échelle de restriction alimentaire est applicable pour la surveillance et l'évolution du traitement de l'obésité et du BED. Ainsi, une réponse positive au traitement est corrélée avec l'augmentation des scores sur cette sous-échelle, et la diminution dans les scores des autres sous échelles (désinhibition et faim). Le TFEQ est un indicateur sensible aux changements dans les composantes cognitives et comportementales des trois sous-échelles.

- **DUTCH EATING BEHAVIOR QUESTIONNAIRE**

The Dutch Eating Behavior Questionnaire (DEBQ) a été conçu par (Van Strien, 1986) en néerlandais (version originelle) puis en version anglaise (Van Strien, 2002) afin d'évaluer trois facteurs distincts du comportement alimentaire: La restriction alimentaire, les émotions, et facteurs alimentaires externes.

Le DEBQ est composé de 33 items de type Likert (5-points) formant trois sous échelles distinctes: Les émotions (13 items; par exemple, « Avez-vous envie de manger lorsque vous êtes irrité? »), facteurs alimentaires externes (10 items; par exemple « Si l'aliment est bon, mangez-vous plus que d'habitude ?"), et comportement de restriction alimentaire (10 items, par exemple « Avez-vous essayer de manger moins au moment des repas alors que vous en voulez encore?' »). Tous les items ont le même format de réponse: jamais (l), rarement (2), parfois (3), souvent (4) et très souvent (5).

Van Strien et coll. (1986) ont rapporté un coefficient alpha de Cronbach de 0,94-0,95. La fiabilité test-retest a été 0,92 après 2 semaines d'intervalle (Van Strien, 1986). La structure factorielle de l'DEBQ s'est révélée stable, bien qu'en 1993, Ogden remarque que la sous échelle de restriction alimentaire confond deux aspects de la restriction, les intentions et le succès du régime.

La version française du questionnaire a été traduite par une équipe belge menée par Razavi, et van Decasteele Bodo (Institut Bordet, Bruxelles), selon la méthode de la double traduction. La validation française à été réalisé par Lluch et col. (1996) sur un échantillon de 166 personnes (132 obèses et 34 non obèses). Une moyenne de dix minutes a été nécessaire pour remplir le formulaire. Ils retrouvent une bonne consistance interne avec un coefficient alpha de Cronbach au-dessus 0,82 pour chaque sous échelle.

- **MIZES ANORECTIC COGNITIONS SCALE**

Les dysfonctionnements cognitifs des patients présentant des troubles du comportement alimentaires ont été identifiés à la fois comme des facteurs prédisposant aux troubles et comme des facteurs de maintien des comportements restrictifs ou boulimiques.

Le Mizes Anorectic Cognition Scale (MAC) a été mis au point par Mizes et col. (1988) pour évaluer les aspects cognitifs qui précèdent le trouble du comportement alimentaire, en l'occurrence l'anorexie mentale (AN) et la boulimie (BN).

C'est un auto-questionnaire à items de type Likert (5 points). Il existe trois versions. La première version MAC contient 45 items, puis une version abrégée à 33 items, et enfin, une version révisée (MAC-R) qui contient 24 items réparti en trois sous-échelles (chacune contient huit items):

- La maîtrise de soi et l'estime de soi,
- La perception que le poids et le corps sont à la base de l'acceptation par les autres, et
- La rigidité des efforts visant à contrôler le poids et l'alimentation.

Le large score possible est de 24 à 120 points pour le MAC-R. Le MAC a des avantages dans l'identification des personnes à haut risque, et est utile pour le suivi évolutif sous traitement du fait de sa sensibilité au changement.

Les qualités psychométriques du MAC ont été corroborées par plusieurs études (Osman, 2001 ; Mizes, 1990). La cohérence interne des sous-échelles mesurée par le coefficient alpha de Cronbach est entre 0,75 et 0,89, et de 0,91 pour toute l'échelle. La fidélité test-retest a montré un coefficient de corrélation de 0,78 à 2 mois d'intervalle.

Le MAC-R a également montré une bonne validité concourante. Le coefficient alpha de Cronbach a été 0,82-0,85 pour les sous-échelles et 0,90 pour l'ensemble du test. L'instrument est bon pour discriminer entre les anorexiques et boulimiques (Mizes, 2000).

E. ÉVALUATION DE L'IMAGE CORPORELLE

Un problème particulier dans l'évaluation des troubles du comportement alimentaire est la coïncidence régulière avec des perturbations de l'image corporelle, en particulier dans l'anorexie mentale. Ces dernières décennies, nombreuses études traitent cette problématique, et plusieurs instruments ont été développés pour la mesurer.

Dans ce chapitre, nous allons décrire trois outils d'évaluation de l'image corporelle les plus fréquemment utilisés car validés par des études rigoureuses.

Les éléments les plus communs de l'évaluation de l'image corporelle sont l'insatisfaction corporelle, l'auto-évaluation de la taille et la composition corporelle, les attitudes pour contrôler la prise de poids, les préoccupations et les rituels.

- **BODY SHAPE QUESTIONNAIRE (BSQ)**

Le Body Shape Questionnaire (Cooper et coll., 1987) vise à évaluer l'image du corps que le patient a de lui-même, car il est largement admis que l'image de soi a un rôle central dans

118

les TCA et dans l'anorexie mentale en particulier. C'est un auto-questionnaire qui contient 34 items de type Likert à 6 points chacun. Les questions portent sur les quatre dernières semaines. Le score total est compris entre 34 jusqu'à 204 pour les formes les plus sévères.

Il existe une forme abrégée de 32 items, qui supprime deux items et divise le reste en deux échelles de 16 items chacune (Evans, 1993). Ces deux courtes échelles ont été trouvés en bonne corrélation les unes avec les autres et avec la forme originale à 34 items (r =0,96 à 0,99). Il ya une autre forme courte et validée de la BSQ contenant que 14 items (Dowson, 2001)

Les études de fiabilité ont montré une bonne consistance interne avec un coefficient alpha de Cronbach de 0,97 (Cooper, 2008). La fiabilité test-retest sur 3 semaines a été élevée avec une corrélation de 0,88.

Le BSQ a été comparé avec d'autres tests de l'image corporelle (par exemple, sous-échelle : insatisfaction corporelle de l'EDI), et la corrélation s'est avérée très élevés (entre 0,61 et 0,81). Dans d'autres études, les différents groupes cliniques et non cliniques ont été comparés, et les scores BSQ pouvait distinguer ces groupes (Cooper, 2008).

Traduit et validé en langue française par Rousseau (2005), il a testé sa fidélité et sa validité concourante sur un échantillon de 242 étudiantes. Les relations entre les catégories de poids et l'insatisfaction corporelle et les facteurs issus de l'analyse factorielle ont été explorées. La validité concourante du BSQ a été évaluée à partir de la comparaison avec l'Eating Disorder Inventory (EDI, Garner, 1984). Les coefficients alpha de Cronbach relatifs au test-retest du BSQ sont élevés (0,95-0,94) ainsi que ceux pour le test-retest de l'EDI (0,85-

0,84). L'analyse factorielle en composantes principales suggère une solution à 4 facteurs : évitement et honte sociale de l'exposition du corps, insatisfaction corporelle par rapport aux parties inférieures du corps, usage de laxatifs et de vomissements pour réduire l'insatisfaction corporelle, cognitions et comportements inadaptés afin de contrôler le poids. Ces 4 facteurs expliquent 55,2 % de la variance totale. La version française du BSQ se présente comme un instrument ayant de bonnes qualités métrologiques. Il permet d'explorer le rôle d'une préoccupation excessive de l'apparence du corps dans le développement, le maintien et le traitement des troubles du comportement alimentaire.

- **BODY ATTITUDE TEST**

Le Body Attitude Test (BAT) a été développé par Probst et Vandereycken (1995) pour des patientes avec un trouble du comportement alimentaire. Il s'agit d'un auto-questionnaire contenant 20 items de type Likert (6-points). Un score final allant de 0 à un maximum de 100. Les auteurs recommandent un score de positivité de 36.

Les propriétés psychométriques de BAT ont été testés chez un grand nombre de patients et de sujets sains (Probst, 1995 ; Probst 1997). L'analyse factorielle révèle quatre facteurs:

- Appréciation négative de la taille et du corps,
- Refus de certaines parties du corps,
- L'insatisfaction corporelle générale, et

Le BAT distingue ainsi entre les sujets cliniques et non cliniques et entre les anorexigènes et les boulimiques.

LES QUESTIONNAIRES DE MESURE DE LA QUALITE DE VIE DANS LES TCA

- **THE EATING DISORDERS QUALITY OF LIFE INSTRUMENT (EDQOL)**

Mis au point par Engel et Wittrock (2006) pour évaluer l'impact des troubles du comportement alimentaire sur les différents domaines de vie des patients.

C'est un instrument de mesure de la qualité de vie composé de 25 items reparti en quatre sous-échelles: psychologique, physique / cognitive, financières, et le travail / école.

Les items ont été générés en trois étapes principales: la génération de domaine, création de contenus, et la production du jour. Les scores des sous-échelles sont obtenus en faisant la moyenne des items de chaque sous-échelle. De même, le score total est obtenu en faisant la moyenne tous les items de l'EDQOL. Des scores plus élevés indiquent une meilleure qualité de vie.

L'EDQOL a été validée sur une population féminine (N = 558). Le coefficient alpha de Cronbach pour les sous-échelles est au-dessus 0,84. Une fiabilité test-retest après une semaine a été assez élevé (supérieur à 0,87) à l'exception de la sous-échelle : travaux / scolaire (0,14).

- **THE EATING DISORDERS QUALITY OF LIFE SCALE**

L'EDQOLS a été développé par Adair et Marcoux (2007) comme un instrument de mesure de la qualité de vie pour les adolescents et les adultes souffrant de troubles du comportement alimentaires.

Composé de 40 items, il explore 12 domaines : fonctionnement cognitif, l'éducation/vocation, vie familiale, vie relationnelle, perspectives d'avenir, l'apparence, loisirs, la santé psychologique, la santé émotionnelle, les croyances, la santé physique et les attitudes alimentaires. L'échelle a montré une bonne cohérence interne (alpha de Cronbach 0,96) et la mesure a été sensible aux changements survenant au fil du temps.

3. OBSERVATION DIRECTE

❖ STANDARDIZED TEST MEALS

Williamson (1990) propose une méthode d'évaluation directe des comportements alimentaires et de l'anxiété générée par la nourriture. Le *Standardized test meals* consiste à présenter un plat au patient et d'évaluer le degré d'anxiété ressenti avant, pendant et après avoir mangé. Cette procédure peut être utilisée à la fois pour l'évaluation et comme intervention. L'évaluation consiste à :

a) identifier les aliments qui devront être réintégrés à la diète,

b) questionner l'adolescente qui minimise l'ampleur du problème et

c) évaluer l'anxiété suscitée par certains aliments.

Dans le cas du traitement, cette méthode est similaire à la désensibilisation systématique, c'est-à-dire que l'on réintroduit graduellement les aliments, en exposant le patient et en évitant les comportements compensatoires.

❖ ANORECTIC BEHAVIOUR OBSERVATION SCALE

Peter Slade (1973) a quant à lui élaboré une courte grille qui peut être remplie par les proches ou le personnel hospitalier. L'Anorectic Behaviour Scale évalue :

a) la résistance à manger,

b) la relation à la nourriture et

c) l'activité physique.

Cette grille peut être remplie rétrospectivement ou servir à structurer l'observation directe et systématique.

Pour évaluer les performances de la version allemande de l'échelle d'observation du comportement anorexique (ABOS) comme un instrument de dépistage des troubles du comportement alimentaire, Harriet Salbach et coll., (2009) demandent à des parents de 101 enfants de sexe féminin et atteint d'un TCA (80 anorexiques, et 21 boulimiques) de remplir l'ABOS en fonction de leurs observation. Ils ont comparé avec un groupe de 121 témoins d'âge et de statut socioéconomique identique,

L'analyse factorielle confirme le modèle de structure d'origine à trois facteurs de l'ABOS. Le coefficient alpha de Cronbach indique une bonne cohérence interne pour les trois facteurs et du score total. Le meilleur point de coupure pour la version allemande a été ≥ 23 (100% de sensibilité et de spécificité). L'ABOS peut être un instrument supplémentaire utile pour évaluer les TCA.

4. L'AUTO-OBSERVATION (MONITORING)

Le monitoring (ou auto-observation) implique que le patient note

a) les aliments qu'il consomme (type, quantité),

b) les émotions ressenties,

c) les sensations de faim et

d) les conditions environnementales entourant la consommation.

L'auto-observation est utilisée pour l'évaluation fonctionnelle des variables qui précipitent ou renforcent les comportements, émotions et cognitions des patients.

Cette méthode permet d'identifier les comportements, cognitions et émotions du patient. Le tableau 1 présente un exemple de grille de monitoring.

Tableau 6 : **Grille de monitoring pour les troubles des conduites alimentaires**

Nom : _____   Jour : _____   Date : _____

Heure	Alimentation Repas (R) Collation (C) Boulimie (B)	Vomissements	Activités physiques	Durée	Circonstances (présence d'une personne, contrariété…)

La durée de la période restrictive est à déduire mathématiquement de la grille. Cependant, le patient est susceptible de surévaluer la quantité ou la variété des aliments consommés. Il est donc préférable d'utiliser cette procédure avec modération, en limitant son usage en fonction des cas.

5. ANALYSE DIMENSIONNELLE

Nous avons croisé notre grille d'analyse avec les dimensions (facteurs) issues de l'analyse factorielle des échelles sélectionnées (Tableau 6). On constate que toutes les dimensions de notre grille d'analyse sont, a des degrés différents, représentées, et donc plus ou moins explorées par les échelles sélectionnées.

Ce qui renforce la validité de notre grille d'analyse, d'autant plus que, l'analyse factorielle des échelles étudiées ne retrouve pas d'autres dimensions (facteurs) que ceux composant notre grille (Tableau 6).

Toutefois, on constate que les dimensions comportementales (crises compulsives et manouvres compensatoire) sont les plus représentées. Et qu'a l'inverse, les dimensions qualité de vie et troubles affectifs sont sous représentées (Figure 4).

Tableau 6 : Croisement des échelles d'évaluation des TCA avec la grille d'analyse

Abréviation	AM	BN	NOS	D	SV	PD	RA	CA	MP	PA	PC	PP	DIC	QDV	TA	PP	COG
Le Composite International Diagnostic Interview	■	■				■											
Le Diagnostic Interview Schedule	■	■				■											
Interview for Diagnosis of Eating Disorders	■	■	■			■	■	■									
Structured Interview for Anorexic and Bulimic Disorders								■	■		■					■	
Eating Disorder Inventory								■		■	■					■	
Mini International Neuropsychiatric Interview	■	■				■		■	■								
L'Eating Disorder Examination	■	■	■			■	■	■	■		■	■	■				
Three Factor Eating Questionnaire								■	■								■
Eating Attitude Test								■	■	■							
Body Shape Questionnaire								■			■		■			■	■
Binge Eating Scale		■	■	■	■			■	■								
L'Eating Disorder Examination questionnaire	■	■	■			■	■	■		■	■	■					
The Dutch Eating Behaviour Questionnaire							■								■		■
Bulimia test		■			■			■	■								
Bulimia Test - Revised		■			■												
SCOFF				■		■		■	■		■					■	■
Anorexia Nervosa Inventory for Self-Rating								■	■							■	■
Eating Attitude Test-26				■			■	■	■								■
Questionnaire on Eating and Weight Patterns-Revised				■					■								
Body attitude test											■			■		■	
The Eating Disorder Diagnostic Scale	■	■	■	■				■	■		■						
Questionnaire for Eating Disorder Diagnosis	■	■	■	■													
The Short Evaluation of Eating Disorders				■	■	■	■	■	■			■	■				
The Eating Disorders Quality of Life														■			
Total	8	11	6	9	5	9	8	16	13	5	8	5	3	1	1	6	6

AM : Anorexie Mentale   BN : Boulimie Nerveuse   NOS : TCA non spécifié   SV : Sévérité
PD : poids   D : Dépistage   PC : préoccupations corporelles   PP : préoccupation du poids
DIC : distorsion de l'image corporelle   QDV : qualité de vie   PP : psychopathologie   Cog : cognitions
TA : troubles affectifs   RA : restriction alimentaire   PA : préoccupations alimentaires   CP : compulsions alimentaires
MC : méthodes compensatoires

Croisement des échelles d'évaluation des TCA avec la grille d'analyse

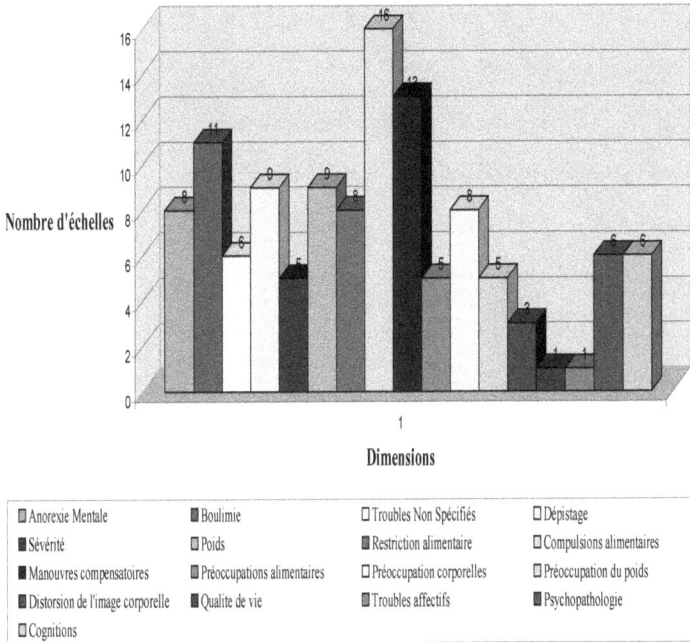

Figure 4

IV. DISCUSSION

L'objectif des échelles et questionnaires d'évaluation dans les troubles du comportement alimentaire est de rendre objectif et de mesurer les symptômes perçu par le patient à la fois pour la pratique clinique et pour la recherche épidémiologique. Toutefois, en l'absence d'harmonisation internationale, leur utilisation et la comparaison des résultats sont limitées par leur nombre sans cesse croissant, et les éléments de la validité psychométrique (validité, fidélité, sensibilité aux changements) sont rarement étudiés de manière complète.

Le but de notre étude était :

1. La création d'un répertoire des outils d'évaluation portant sur l'ensemble des troubles du comportement alimentaire.

2. Sélection des outils les plus utilisé en pratique courante et ceux ayant bénéficié d'une validation rigoureuse, notamment une validation factorielle.

3. L'élaboration d'une grille d'analyse permettant de standardiser les dimensions mesurées par ces instruments afin de, pouvoir les comparer pour constater une cohésion dans le type de dimensions mesurées qui indique une certaine convergence conceptuelle dans la mesure des TCA, qui souligne leur air de famille.

La piste initiale qui nous a amené à produire ce travail, est le souhait de mieux définir ce qu'est un trouble du comportement alimentaire et sur quelles bases pourrait s'élaborer un questionnaire qui les mesurerait dans leur globalité.

Cette revue exhaustive de la littérature a permis de recenser 71 instruments d'évaluation des troubles du comportement alimentaire. Nos résultats montrent et confirment cette grande disparité et hétérogénéité des différentes échelles proposées dans l'évaluation des troubles du comportement alimentaire. Nous avons ainsi différencié trois types d'outils : Les interviews, les auto-questionnaires et les échelles d'observation directe.

Les «interviews » remplies par le médecin sont directifs et nécessitent un temps plus long mais elles offrent l'avantage de pouvoir être expliquées et reformulées en fonction du niveau de compréhension de la patiente. Les « auto-questionnaires » permettent un gain de temps mais leur construction doit tenir compte des différences liées au niveau d'éducation des patientes. Les auto-questionnaires permettent également d'éliminer le biais possible de la l'intervieweur (Garner, 1995).

Le temps représente la contrainte la plus importante, les questionnaires doivent être pertinents et efficaces au sein d'une consultation dont la durée est forcément limitée, ce qui réduit indéniablement le nombre d'items afin que le questionnaire s'intègre parfaitement à l'interrogatoire.

La validité factorielle est, en particulier, souvent mal évaluée ; à la fois parce que le concept de validité est peu connu et défini de façon approximative, mais également parce que les méthodes de démonstration sont complexes et mal codifiées. À partir des différentes échelles répertoriées, nous avons retenu les plus utilisées (nombre des publications parues sur PubMED) et ayant fait l'objet d'une validation factorielle préalable. Ces données expliquent que seules vingt quatre échelles d'évaluation des troubles du comportement alimentaire sur les soixante et onze répertoriées possèdent des critères psychométriques parfaitement et complètement validés, et ont été retenues pour la suite de l'étude.

Au-delà des critères psychométriques, d'autres éléments doivent être pris en compte et la hiérarchisation des critères de choix peut rester difficile :

• Il nous apparaît que le premier critère de choix d'un outil dans l'évaluation des TCA doit être celui de la dimension que l'on cherche à évaluer. L'analyse des différents outils d'évaluation des TCA montre bien que la méthode de leur construction n'intègre pas le concept de qualité de vie ni le retentissement thymique.

• Le deuxième critère de choix, parmi des outils validés est celui de la faisabilité. Compte tenu du nombre important d'outils d'origine anglo-saxonne, un des premiers facteurs est celui de l'adaptation linguistique. Il faut y associer la possibilité d'utilisation du questionnaire (absence de droit d'utilisation), mais surtout la faisabilité en termes de temps de passation, de moyen nécessaire (auto-questionnaire ou interview) et surtout de compréhension des questions et de facilité de réponse et de cotation. Ces éléments sont excessivement importants dans le cadre d'une activité clinique régulière, mais aussi dans le cadre d'un protocole de recherche au sein duquel peuvent s'associer plusieurs critères (et donc outils) d'évaluation.

• Le troisième critère peut être représenté par le niveau des propriétés métrologiques. Elles sont indispensables pour reconnaître la fiabilité, la validité et la sensibilité au changement de l'outil. Les outils les plus récents bénéficient d'études de plus en plus complètes sur ces propriétés ; les plus anciens en bénéficient lors d'études plus récentes, en particulier lors d'études de validité sur critère et d'études comparatives. Une caractéristique assez souvent négligée et pourtant très importante dans le choix de l'outil est la sensibilité aux changements; elle est parfois non évaluée, alors qu'elle est indispensable à connaître pour l'utilisation des outils dans les essais thérapeutiques. Quelques études visent à comparer ces propriétés métrologiques entre différents outils.

Les outils d'évaluation de TCA sont diversement articulés, certains explorent l'un des deux troubles (anorexie ou boulimie), d'autres explorent des attitudes plus générales envers la nourriture et l'alimentation, d'autres, enfin, explorent la nature des relations que le patient entretient avec son corps.

MESURE SPECIFIQUE ET GENERALE DES SYMPTOMES DE TCA

Sur le plan conceptuel, c'est probablement le Body Shape Questionnaire (BSQ, Cooper et coll., 1987) qui répond le mieux au concept de l'image corporelle, et ce d'autant plus que c'est l'un des outils traduit et validé en français. Toutefois, les scores de symptômes seuls n'offrent qu'une approche partielle du trouble. Ils ne tiennent pas compte des autres dimensions des TCA. Cette notion est pourtant fondamentale puisque les TCA est une pathologie multifactorielle qu'une « même quantité » de symptômes pourra être perçue très différemment chez deux patients en fonction de leurs expériences, leur environnement et leur état émotionnel voire chez un même patient en fonction du temps.

Inversement, l'échelle EDE-Q est construite pour une analyse plus globale des TCA, intégrant des dimensions telles que la restriction alimentaire, les crises boulimiques, les préoccupations corporelles et celles liées au poids, c'est-à-dire des dimensions plus vastes.

DIAGNOSTIC

Récemment, Callahan a traduit et validé le Questionnaire for Eating Disorder Diagnoses (Q-EDD) en langue française. Initialement élaboré en langue anglaise par Mintz a partir des critères diagnostiques du DSM-IV, ce questionnaire présente de bonnes caractéristiques métrologiques et permet non seulement de diagnostiquer l'AM et la BN mais aussi d'évaluer la présence de formes subsyndromiques. Il est constitué de 50 questions et peut être rempli en 10 à 15 minutes environ. Le Q-EDD pourrait être utilisé comme outil de dépistage de masse si son temps de réalisation n'était pas si important. Son administration et son mode de calcul un peu complexe limitent son utilisation en pratique quotidienne.

Le Q-EDD permet chez un même patient de distinguer les différents types de TCA pouvant être associés, en particulier la restriction et les crises boulimiques. Cette grande précision est parfois génératrice de confusion avec recoupement d'une même pathologie en symptômes classés différemment. Son utilisation nécessite d'être bien entraînée à l'utilisation du questionnaire et de connaître parfaitement la pathologie du comportement alimentaire.

Les entretiens cliniques structuré sont largement considérées comme le « Gold standard » dans la pratique clinique et de la recherche. Ils sont essentiels pour la détection des signes et symptômes physiques, complications médicales, comorbidité somatique et psychiatrique.

Les principales interviews avec d'excellentes qualités psychométriques sont L'Interview for Diagnosis of Eating Disorders (IDED –IV) (Kutlesic, Williamson, 1998), L'entrevue structurée pour l'anorexie et la boulimie (SIAB) a été conçu par Fichter et coll., (1991) et L'Eating Disorder Examination (EDE) (Fairburn, 1993)

Toutes les entrevues structurées cliniques devraient être administré après une formation approfondie afin de s'assurer de la validité du diagnostic et l'évaluation des symptômes. Elles peuvent être utiles et plus précises que les mesures d'auto-évaluation. Toutes les entrevues cliniques, cependant, sont longues et coûteuses.

Il s'avère cependant qu'une procédure en deux temps est la plus fiable pour évaluer les TCA (Hoek, 2003), d'abord un questionnaire, puis un entretien clinique.

2. DEPISTAGE

Les TCA sont fréquents et mal dépistés. Leur mortalité et leur morbidité sont considérables. Or, c'est la précocité des soins qui conditionne le pronostic (Jarman, 1991). Ainsi, il est nécessaire de mettre en œuvre des stratégies de dépistage des troubles du comportement alimentaire dans les soins primaires et de prévention pour faciliter le dépistage des formes débutantes et souvent partielles (Ogg, 1997), d'autant plus que leur pronostic est meilleur (Jarman, 1991).

Les outils disponibles actuellement pour le dépistage des TCA sont l'Eating Attitude Test (EAT), le Bulimia Test (BULIT). Cependant ces outils nécessitent un temps de réalisation long, inadapté à la pratique courante de la Médecine Générale et Préventive. Ils reposent sur les anciens critères diagnostiques du DSM III (3éme édition) et ne prennent pas en compte l'ensemble des TCA et de leurs formes subsyndromiques. En effet, l'EAT a été validé que pour les anorexiques et présente une sensibilité médiocre. Quant au BULIT, il est orienté uniquement sur la pathologie boulimique et n'a toujours pas été traduit et validé en français.

A notre connaissance, il n'existe donc pas actuellement en France d'outil de dépistage validé, simple et rapide, couvrant l'ensemble des TCA. Le questionnaire SCOFF développé en Angleterre par Morgan et al (1999), a été testé et validé dans une population composée de patientes atteintes de TCA et d'un groupe contrôle. Cette étude a montré une sensibilité de 100% et une spécificité de 87,5%. Depuis lors, ce questionnaire a été validé en espagnol et en italien et retrouve une efficacité et une validité comparables aux études anglo-saxonnes.

L'étude de traduction et de validation en français actuellement en cours de publication a été réalisées par l'équipe de Nutrition et de Psychiatrie du CHU de Rouen. La traduction a été réalisée selon trois étapes inspirées du processus de validation transculturelle établi par Vallerand (1989). Le questionnaire traduit a été ensuite administré à un échantillon de 400 étudiantes et les données recueillies ont permis de vérifier ces propriétés métrologiques et de les comparer avec la version anglophone initiale. Les analyses effectuées démontrent que le SCOFF-F se comporte comme la version anglophone et relativement peu de différences sont notées.

SEVERITE : PROBLEMES POSES PAR LES SCORES COMPOSITES

Les échelles composites (Bulit, EDE, EDE-Q) nous semblent peu pertinentes. Leur développement répond au désir du médecin d'avoir un score combinant des mesures subjectives et objectives. Cependant, ce concept ne reflète pas les préoccupations du patient.

Un exemple très simple permet de visualiser ce qui se passe lorsque l'on compare des scores composites, c'est-à-dire des scores globaux obtenus sur des échelles multidimensionnelles. Imaginons trois individus X, Y et Z ayant respectivement obtenu les notes 23, 17 et 18 sur une échelle clinique englobant les deux dimensions D1 et D2 d'une échelle donnée. L'examen de ces trois scores suggère que l'individu Y et Z présentent des niveaux pathologiques assez voisins, et d'une gravité moindre que celle de l'individu X. D'autre part, l'individu Y ressemble davantage à Z qu'à X. Le tableau suivant indique les notes obtenues aux deux sous-échelles formées par les deux groupes d'items G1 et G2, destinées aux mesures des dimensions D1 et D2 dans la réalisation du score global.

Individu	Score sous-échelle D1	Score sous-échelle D2	Score global à l'échelle
X	4	19	23
Y	2	15	17
Z	14	4	18

L'individu X peut être représenté par un point de coordonnées (4 ; 19) dans un plan rapporté à un repère (x ; y), Y et Z correspondant aux points de coordonnées (2 ; 15) et (14; 4) respectivement sur la figure suivante:

Représentation des individus X, Y et Z par des points dans un plan rapporté à un repère (x ; y).

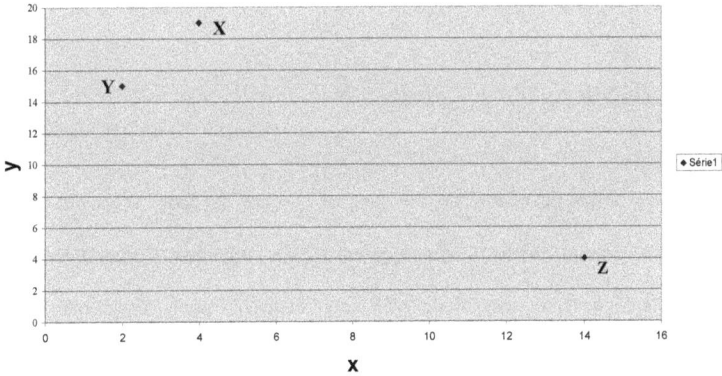

La prise en compte simultanée des deux dimensions D1 et D2 montre que X et Y sont beaucoup plus proches que ne le sont finalement Y et Z. Ces observations sont en total désaccord avec ce que suggèrent les trois scores obtenus sur l'échelle globale, à savoir le classement : X> Z>Y, que l'on peut visualiser sur la figure suivante :

```
8    10    12    14    16    18    20    22    24  ───►
├─────┼─────┼─────┼─────┼─────┼─────┼─────┼─────┤
                        Y   Z                 X
```

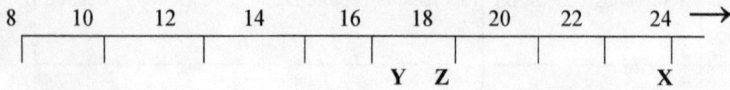

Cet exemple, caricatural certes, montre bien l'ampleur de la déformation de la réalité qui a lieu quand on utilise des échelles multidimensionnelles produisant des scores composites.

En effet, à partir de données empiriques, deux options sont possibles. La première, traditionnellement attachée à une conception vectorielle de la réalité psychique, conduit tout naturellement à effectuer des mesures afin de classer les individus sur un continuum. La seconde, s'intéresse essentiellement à l'élaboration de typologies en s'inscrivant dans une conception plutôt structuraliste.

QUALITE DE VIE :

Les échelles de qualité de vie sont au nombre de deux. Elles ont été récemment développées selon une méthodologie rigoureuse. Elles prétendent évaluer des domaines variés mais aucune analyse factorielle n'a été réalisée pour confirmer leur concept multidimensionnel. Il s'agit d'échelles récentes qui n'ont pas encore fait l'objet d'importante application, ni de traduction et de validation en français.

MULTIDIMENSIONNALITE, UNIDIMENSIONNALITE

Les données actuelles de la littérature montrent très largement l'importance d'une évaluation multidimensionnelle des troubles du comportement alimentaire. Après des décennies d'analyse factorielle, on convient que les TCA sont des troubles multidimensionnelles, mais la plupart des chercheurs on en fait une échelle numérique.

Le problème de l'unidimensionnalité, apparaît de façon récurrente dans les classifications psychiatriques. Trois difficultés majeures apparaissent à chaque tentative de classification des troubles mentaux à partir de méthodes statistiques :

1) Le décalage entre le diagnostic formulé par des cliniciens et le diagnostic quantifié; on peut noter aussi de fréquents désaccords entre plusieurs diagnostics statistiques portant sur l'analyse de données identiques mais fondés sur des critères différents ;

2) Les regroupements de symptômes ne se correspondent pas de manière univoque ;

3) Bon nombre d'incertitudes demeurent sur la nature des relations liant les symptômes associés à un trouble psychiatrique donné.

Le croisement de notre grille d'analyse avec les 24 échelles sélectionnées révèle que la plupart des outils d'évaluation des TCA mesure les dimensions comportementales, que sont les compulsions alimentaires et les manœuvres de purge. On constate que ces deux dimensions sont bien représentées. Toutefois, la dimension diagnostic est davantage élaborée et mieux définie dans les questionnaires. C'est pertinent certes sur le plan clinique mais cela reflète aussi le pouvoir d'attraction conceptuel qu'exerce le DSM. Alors que les dimensions qualité de vie et troubles affectifs sont beaucoup moins représentées.

V. CONCLUSIONS

Dans cette revue, les avantages, limites et inconvénients des outils d'évaluation des TCA ont été examines en fonction de plusieurs critères. Nous avons, a chaque fois, tenu compte des qualités métrologiques des instruments : validité, fidélité, sensibilité au changement ; et enfin de leur faisabilité, qualité tributaire de leur durée de passation et de leur acceptabilité par les patients. Au terme de cette revue de la littérature, il est difficile de dégager une échelle de référence d'utilisation simple avec des qualités métrologiques acceptables.

Le nombre et la variété des instruments actuellement proposés, indique clairement qu'aucun de ces instruments est, en effet, «complets» et serait probablement irréaliste d'espérer étant donné l'ampleur des chevauchements qui lie les facteurs biologiques, psychologiques et sociaux qui sous-tendent ces troubles, leur polymorphisme marqué et le large éventails des formes subsyndromiques par lesquelles la maladie est plus manifeste.

En conclusion, les échelles d'évaluation des TCA sont nombreuses et hétérogènes. Les anciens outils sont composites. Leur élaboration est imprécise et leurs qualités métrologiques sont peu satisfaisantes. Les nouveaux outils sont élaborés selon une méthodologie plus rigoureuse. Il n'existe pas d'outil de référence pour l'évaluation du concept trouble affectif. En outre, il ne semble pas exister de version française validée d'une échelle de qualité de vie dans les TCA.

VI. LIMITATIONS

En limitant notre recherche bibliographique aux seuls outils d'évaluation disponibles dans le domaine public, décrits dans les articles publiés dans des revues scientifiques, et dont les propriétés psychométriques ont été analysées et rapportés, certains outils d'évaluations ont sans doute été laissés de côté. Toutefois, à la connaissance combinée de notre équipe de recherches et sur la base des revues de la littérature explorées, le nombre de questionnaires valides et reconnus ainsi négligé ne peut être significatif.

L'analyse dimensionnelle des outils d'évaluation sélectionnés sur la base de leur nombre d'utilisation et de leur validation factorielle préalable, pourrait s'avérer peu représentative des 71 échelles répertoriées initialement. Cependant, il faut rappeler que le but de notre étude est d'analyser les échelles avec une bonne validation psychométrique.

Troisièmement, le fait que les échelles portent principalement sur la mesure des dimensions des troubles du comportement alimentaire laisse moins de place pour la mesure du tempérament (récompense, sensation et la recherche de nouveauté), les traits de personnalité, la motivation au changement, la résilience, le soutien familial, et le niveau socioculturelle.

Cependant, maintenant que le DSM-V est en cours d'élaboration dans le but de remplacer le modèle actuel catégorique avec une approche diagnostique plus multidimensionnelle, les questionnaires actuellement disponibles risqueraient de devenir obsolètes.

PERSPECTIVES

Nous terminerons avec la question de la constitution d'un instrument de mesure portant sur l'ensemble des troubles du comportement alimentaire. Tout d'abord, le recueil de l'ensemble des échelles et questionnaires portant sur ce thème a permis de constituer une banque de données sur le sujet. Cela implique bien sûr que les outils d'évaluation ont diverses fonctions : dépistage, diagnostic, suivi, mesure de l'impact. Toutefois, on constate que les mêmes dimensions reviennent de façon pertinente. On a pu les répertorier, les standardiser et les comparer au moyen de notre grille.

Cette grille a des assises conceptuelles qui reflètent les choix sous-jacents des chercheurs lors de la formulation des questions posées. Notons que la grille a permis de coter l'ensemble des dimensions pertinentes au champ des TCA mais également de mettre en perspective que certaines dimensions sont moins explorées et gagneraient à l'être davantage dans l'avenir, notamment l'affect négatif et la mesure de la qualité de vie. Ainsi, The Eating Disorders Quality of Life Scale (EDQL) devrait pouvoir bénéficier d'études d'adaptation et de validation en français.

VI/ REFERENCE BIBLIOGRAPHIQUES :

1) **Adair** CE, Marcoux GC, Cram BS, Ewashen CJ, Chafe J, Cassin SE, et al. Development and multi-site validation of a new conditionspecific quality of life measure for eating disorders. Health Qual Life Outcomes 2007; 5:1–23.

2) **Alvin** P.- Anorexies et Boulimies à l'Adolescence. Paris: Doin, 2001, p.206.

3) **American Psychiatric Association**, Diagnostic criteria from DSM-IV. Washington, DC: APA; 1994.

4) **Anastasi**, A, et Urbina, S. (1997) Psychological testing (Seventh Edition). Upper Saddle River, NJ: Prentice Hall Inc.

5) **American Psychological Association**. Standards for Educational and Psychological Testing. Washington DC: American Psychological Association; 1985.

6) **American Medical Association**. Guidelines for adolescents preventive services (GAPS). Chicago (IL): AMA; 1997.

7) **Appolinario**, J. C., Fontenelle, L. F., Papelbaum, M., Bueno, J. R., & Coutinho, W. (2002a). Topiramate use in obese patients with binge eating disorder: An open study. Canadian Journal of Psychiatry, 47, 271–273.

8) **Avalos** L, Tylka TL, Wood-Barcalow N. The Body Appreciation Scale: development and psychometric evaluation. Body Image 2005; 2: 285–97.

9) **Bartram**, D. (1994). Fidélité et validité. In J.R. Beech et L. Harding (traduit de l'anglais sous la direction de J.P. Rolland et J.L. Mogenet). Tests, mode d'emploi. Guide de psychométrie. Paris: ECPA, 65-100.

10) **Bell** R - L'anorexie sainte : Jeûne et mysticisme du Moyen-âge à nos jours -Editions Presses Universitaires de France, Collection « Le Fil Rouge », 1994, p11.

11) **Binet** A., Simon T., « Méthodes nouvelles pour le diagnostic du niveau intellectuel des anormaux », Année Psychologique, XI, 1905-1906.

12) **Bolduc**, D., Steiger, H., Leung, F., 1993. Prévalence des Attitudes et Comportements Inadaptés face à l'Alimentation chez des Adolescentes de la Région de Montréal, Santé Mentale du Québec, XVIII, 2, 183-196.

13)   **Bouvard**, M., et Cottraux, J. (1996). Protocoles et échelles d'évaluation en psychiatrie et en psychologie. Masson.

14)   **Bruch** H. Eating disorders. New York: Basic Book Inc; 1973.

15)   **Brumberg** J. J - Fasting girls: The history of anorexia nervosa, New York Penguin Books 1988.

16)   **Bynum** C - Jeûnes et festins sacrés : Les femmes et la nourriture dans la spiritualité médiévale- Éditions du Cerf – 1994 - p 449.

17)   **Byrne**, S. M., & McLean, N. J. (2002). The cognitive-behavioral model of bulimia nervosa: A direct evaluation. International Journal of Eating Disorders, 31, 17-31.

18)   **Campo-Arias** A, Diaz-Martinez LA, Rueda-Jaimes GE, Martinez-Mantilla JA, Amaya-Naranjo W, Campillo HA. Consistencia interna y analisis factorial del cuestionarion SCOFF para tamizaje de transtorno de conducta alimentaria en adolescentes estudiantes: una comparacion por género. Univ Psychol Bogota 2006;5:295-304.

19)   **Callahan**, S., Rousseau, A., Knotter, A., Bru, V., Danel, M., Cueto, C., et al. (2003). Les troubles alimentaires: Présentation d'un outil de diagnostic et résultats d'une étude épidémiologique chez les adolescents. Encephale, 29(3), 239-247.

20)   **Carrot** G., Lang F., Estour B., Pellet J., Gauthey C., Wagon C. Etude de la EAT Echelle d'auto-évaluation de l'anorexie mentale dans une population témoin et dans une population d'anorexiques. Ann Med Psychol 1987; 145: 258-263.

21)   **Casper** RC, Offer D. Weight and dieting concerns in adolescents; fashion or symptom? Pediatrics 1990, 86 3.

22)   **Cattell,** James McKeen. 1890. "Mental Tests and Measurements." Mind 15(59):373–81.

23)   **Chandarana**, P., Helmes E., Benson, N., 1987, Eating Attitudes as Related to Demographic and Personality Characteristics: a High School Survey, Canadian Journal of Psychiatry, 33, 834-837.

24)   **Cohen** J. Statistical power analysis for the behavioral sciences. New York: Academic Press; 1977.

25) **Cooper**, P. J., & Fairburn, C. G. (1986). Depressive symptoms of bulimia nervosa. British Journal of Psychiatry, 148, 268-274.

26) **Cooper** PJ, Taylor MJ, Cooper Z, Fairburn CG. The development and validation of the Body Shape Questionnaire. Int J Eat Disord 1987; 6: 485–94

27) **Cooper** PJ, Taylor MJ, Cooper Z, Fairburn CG. Body Shape Questionnaire (BSQ). In: Rush AJ, First MB, Blacker D, editors. Handbook of psychiatric measures. 2nd ed. Washington, DC: American Psychiatric Publishing, Inc, 2008. pp. 629–31.

28) **Corcos** M, Jeammet P, Guyotat J. — Epidémiologie des troubles des conduites alimentaires : Réflexions critiques. Confrontations psychiatriques 1994, 19(3), 311-326.

29) **Corcos** M., Agman G., Bochereau D., Chambry Y J., Jeammet P. : « Troubles des conduites alimentaires à l'adolescence », Encycl Méd Chir, Psychiatrie/Pédopsychiatrie, Elsevier, 37-215-B-65, 2002,15p.

30) **Crémieux** A- Les Anorexies Mentales. Congrès des médecins aliénistes et neurologistes de France et de langue française 1942 Montpellier.

31) **Criquillon**-Doublet S, Divac S, Dardennes R, Guelfi JD. Le "Eating Disorder Inventory" (EDI). In: Psychopathologie quantitative. Paris: Masson; 1995. p. 249-60.

32) **Crisp**, A.H., Palmer, R.L. and Kalucy, R.S - How common is anorexia nervosa? A prevalence study. Br .I Psychiatry- 1976 -128, 549-554.

33) **Crisp**, A. H, and Burns, T (1983). The clinical presentation of anorexia nervosa in the male.Int. J.Eat. Disord. 2:5-10.

34) **Crisp** AH, Callender JS, Halek C, Hsu LKG: Long-term mortality in anorexia nenvosa: a 20-year follow-up of the St George's and Aberdeen cohorts. Br J Psychiatry 1992; 161:104- 07

35) **Currin** L., Schmidt U., Treasure J., Jick H. 2005, «Time trends in eating disorder incidence», Br J Psychiatry, 186: 132-5.

36) **Decourt** J - L'anorexie mentale au temps de Ch. Lasègue et de W. Gull - Presse Med –1954 -62 (16) 355-358.

37) **Delay** J- Méthodes biologiques en clinique psychiatrique - Masson– 1950- p 536.

38)   **Dowson** J, Henderson L. The validity of a short version of the Body Shape Questionnaire. Psychiatry Res 2001;102:263–71.

39)   **Engel** SG, Wittrock DA, Crosby RD, Wonderlich SA, Mitchell JE, Kolotkin RL. Development and psychometric validation of an eating disorder-specific health-related quality of life instrument. Int J Eat Disord 2006; 39:62–71.

40)   **Evans** C, Dolan B. Body Shape Questionnaire: derivation of shortened "alternate" forms. Int J Eat Disord 1993; 13:315–21.

41)   **Expertise Colective**, Trouble mentaux/Dépistage et prévention chez l'enfant et l'adolescent. Trouble des Conduites alimentaires, Paris, Institut national de la santé et de la recherche médicale, 2002.

42)   **Fairburn** CG, Beglin SJ. Assessment of eating disorders: interview or self-report questionnaire? Int J Eat Disord 1994; 16:363–70.

43)   **Fairburn,** C. G. (1997). Eating disorders. In D. M. Clark &C.G. Fairburn (Eds.), the science and practice of cognitive behaviour therapy (pp. 209-242). Oxford, UK: Oxford University Press.

44)   **Fichter** M, Keeser W. Das Anorexia-Nervosa-Inventar zur Selbstbeurteilung (ANIS). Arch Psychiat Nervenkr 1980; 228:67–89.

45)   **Fichter** MM, Elton M, Engel K, Meyer A-E, Mall H, Proustka F: Structured Interview for Anorexia and Bulimia Nervosa (SIAB): development of a new instrument for the assessment of eating disorders. Int J Eat Disord 10:571–591, 1991

46)   **Fichter** MM, Herpertz St, Quadflieg N, Herpertz-Dahlmann B: Structured Interview for Anorexic and Bulimic disorders SIAB-EX for DSM-IV and ICD: updated (3 rd) revision. Int J Eat Disord. In press, 1998.

47)   **Fichter** MM, Quadflieg N. 2000. Comparing self- and expert rating: a self-report screening version (SIAB-S) of the structured interview for anorexic and bulimic syndromes for DSM-IV and ICD-10 (SIAB-EX). Eur Arch Psychiatry Clin Neurosci. 250:175–85.

48)   **Feinstein** AR: Clinimetrics. New Haven and London: Yale University Press, 1987.

49)   **Fermanian** J. (1984a et b). "Mesure de l'accord entre deux juges: cas qualitatif." RESP 32: 140-147 et cas quantitatif." RESP 32: 408-413.

50)   **Fermanian** J. (1995). Problèmes posés par le choix d'une échelle. In. J.D. Guelfi, V.

51)   **Flament** MF. Épidémiologie des troubles des conduits alimentaires. In: Rouillon F, Lépine JP, Terra JL, editors. Epidémiologie psychiatrique. Paris: Ellipse; 1995.

52)   **Fontenelle**, L. F., Mendlowicz, M. V., Menezes, G. B., Appolinario, J. C., Marques, C., & Coutinho, W., et al. (2002). Comparison of symptom profiles of obese binge eaters, obese non-binge eaters, and patients with obsessive–compulsive disorder. Journal of Nervous and Mental Disease, 190(9), 643–646.

53)   **Fombonne** E. (1995): Anorexia nervosa. No evidence of an increase. British journal of psychiatry. 166 : 462-471.

54)   **Freitas**, R. S., Lopes, C. S., Coutinho, W., & Appolinario, J. C. (2001). Traducao e adaptacao para o portugues da escala de compulsao alimentar periodica. Revista Brasileira de Psiquiatria, 23(4), 215– 220.

55)   **Garcia**, FD ; Grigioni, S ; Chelali, S ; Meyrignac, Gilles ; Thibaut, F ; Dechelotte, P. Validation of the French version of SCOFF questionnaire for screening of eating disorders among adults. World J Biol Psych, 2010, in press.

56)   **Garcia**-Campayo J, Sanz-Carrillo C, Ibanez JA, Lou S, Solano S, Alda M. Validation of the Spanish version of the SCOFF questionnary for the screening of eating disorders in primary care. Journal of Psychosomatic Research 2005; 59:51- 5.

57)   **Garner**, D. M. et Garfinkel, P. E. (1979). The Eating Attitude Test: an index of the symptoms of anorexia nervosa. Psychological Medicine, 9, 273-279.

58)   **Garner** DM, Olmsted MP, Polivy J. Development and validation of a multidimensional Eating Disorder Inventory for anorexia and bulimia. Int J of Eating Disorders 1983;2: 15-34.

59)   **Garner** DM (1991) — EDI: Eating Disorder Inventory 2. Professional Manual. Psychological Assessment Resources. P.O. Box 998 Odessa Florida 33556 USA.

60)   **Gleaves**, D. H., Williamson, D. A., & Barker, S. E. (1993). Confirmatory factor analysis of a multidimensional model of bulimia nervosa. Journal of Abnormal Psychology, 102, 173-176.

61)   **Guelfi** JD. L'évaluation clinique standardisée en psychiatrie. Paris: Editions Médicales Pierre Fabre; 1996.

62)   **Godart** N., Perdereau F., Jeammet P. Données épidémiologiques : boulimie chez l'adolescent. Journal de pédiatrie et de puériculture 2004 ; 17 (6) : 327-30.

63)   **Gormally**, J., Black, S., Daston, S., & Rardin, D. (1982). The assessment of binge eating severity among obese persons. Addictive Behaviors, 7, 47– 55.

64)   **Gowers** S., Bryant-Waugh R., 2004, «Management of child and adolescent eating disorders: the current evidence base and future directions», J. Child Adolesc Psychol Psychiat, 45(1): 63-83

65)   **Greeno**, C. G., Marcus, M. D., & Wing, R. R. (1995). Diagnosis of binge eating disorder: Discrepancies between a questionnaire and clinical interview. International Journal of Eating Disorders, 17 (2), 153– 160.

66)   **Grigioni** S, Beaucreux M, Ladner J, Dechelotte P. Perception du poids, modes de consommation et troubles du comportement alimentaire chez 1744 étudiants de l'aggomération rouennaise. Nutr clin metabol 2007;21:S78.

67)   **Guilbert** P., Choquet M., Arwidson P. et al. 2001, «Conduites alimentaires perturbées et pensées suicidaires chez les adolescents: résultats d'une enquête nationale par téléphone», Santé publique; 13 (2) : 112-23.

68)   **Gull** W. « The Address in Medicine Delivered before the Annual Meeting of the B.M.A. at Oxford », Lancet 2 (1868): 171-76;

69)   **Gull** W. Anorexia Nervosa (Apepsia Hysterica, Anorexia Hysterica).Transactions of the Clinical Society of London, 1874, 7, 22-28.

70)   **Hawkins** RC, Clement PF. Development and construct validation of a self-report measure of binge eating tendencies. Addict Behav 1980; 5: 219–26.

71)   **Henderson** (M.), Freeman (C.P.) 1987, a self-rating scale for bulimia, "The BITE" Br. J. Psychiatry 150: 18-24

72)   **Herpertz**-Dahlmann B, Wille N, Holling H, Vloet TD, Ravens-Sieberer U. Disordered eating behaviour and attitudes, associated psychopathology and health- elated quality of life: results of the BELLA study. Eur Child Adolesc Psychiatry 2008; 17 Suppl 1:82-91.

73)   **Hill** LS, Reid F, Morgan JF, Lacey JH. SCOFF, the Development of an Eating Disorder Screening Questionnaire. Int J Eat Disord 2009; in press.

74) **Hinz**, L. D., & Williamson, D. A. (1987). Bulimia and depression: review of the affective variant hypothesis. Psychological Bulletin, 102, 150-158.

75) **Hoek** HW, Hoeken Dv. Review of the prevalence and incidence of eating disorders. Int J Eat Disord 2003; 34:383-396.

76) **Huchard** C.Traité des névroses. Paris, Masson, 1883.

77) **Hudson** J.I., Hirpi E., Pope H.G., Kessler R.C., 2007, «The prevalence and correlates of eating disorders in the national comorbidity survey replication», Biological Psychiatry, 61: 348-58.

78) **Hudson** J.I., Hirpi E., Pope H.G., Kessler R.C., 2007, «The prevalence and correlates of eating disorders in the national comorbidity survey replication», Biological Psychiatry, 61: 348-58.

79) **Isnard** P, Michel G, Frelut ML et al. Binge eating and psychopathology in severely obese adolescents. Int J Eat Disord 2003; 34: 235-43.

80) **Janet** P. Les obsessions et la psychasthénie. Alcan, Paris, 1903.

81) **Jansen**, A: Interview ter vaststelling van de specifieke psychopathologie van eetstoornissen: Eating Disorder Examination (EDE 12.0), 1998.

82) **Jarman** FC, Rickards WS, Hudson IL. Late adolescent outcome of early onset anorexia nervosa. J Paediatr Child Health 1991; 27:221-227.

83) **Jeammet** P. L'anorexie mentale. Psychiatrie 1984 Encycl Med Chir (Elsevier SAS, Paris).

84) **Jones**, Dolores J.; Fox, Mary M.; Babigian, Haroutun M.; Hutton, Heidi E - Epidemiology of anorexia nervosa in Monroe County, New York: 1960–1976 - Psychosomatic Medicine. Vol 42(6), Nov 1980, 551-558.

85) **Kearney**-Cooke, A., & Striegel-Moore, R. (1997). The etiology and treatment of body image disturbance In D. M. Garner & P. E. Garfinkel (Eds.), Handbook of treatment for eating disorders (2nd ed., pp. 295-306). New York: Guilford.

86) **Keel**, P. K., Mitchell, J. E., Miller, K. B., David, T. L., & Crow, S. J. (2000). Predictive validity of bulimia nervosa as a diagnostic category. American Journal of Psychiatry, 157, 136-138.

87) **Keel** P.K., Dorer D.J., Eddy K.T., Franko D., Charatan D.L., Herzog D.B., 2003, «Predictors of mortality in eating disorders», Arch Gen Psychiatry, 60(2) : 179-83.

88) **Kendler** KS, Mac Lean C, Neale M, Kessler R, Heath A, Eaves L. The genetic epidemiology of bulimia nervosa. Am J Psychiatry 1991; 148(12):1627–37.

89) **Keski-Rahkonen** A., Hoek H.W., Susser E.S., Linna M.S., Sihvola E., Raevuori A., Bulik C.M., Kaprio J., Rissanen A., 2007, Epidemiology and course of anorexia nervosa in the community, Am J Psychiatry, 164(8) : 1259-65.

90) **Lalonde**, P., Grunberg, F. & Aubut, J. (1999-2001). Psychiatrie clinique : une approche bio-psycho-sociale. Boucherville, (QC), Gaëtan Morin.

91) **Landis** Richard and Gary G. Koch (1977). A one way components of variance model for categorical data. Biometrics 33, 671-79.

92) **Lasègue**, E.C.: De l'anorexie hystérique. Arch. Gén. Méd. 21 (1873) 385; sowie: Med. Times Gaz. II (1873) 265; 367.

93) **Lahteenmaki** S, Aalto-Setala T, Suokas JT, Saarni SE, Perala J, Saarni SI, et al. Validation of the Finnish version of the SCOFF questionnaire among young adults aged 20 to 35 years. BMC Psychiatry 2009; 9:5.

94) **Ledoux** S., Choquet M.- Les troubles des conduites alimentaires. Paris : INSERM, 1991.

95) **Lee** Stephanie W; Stewart Sunita M; Striegel-Moore Ruth H; Lee Sing; Ho Sai-yin; Lee Peter W H; Katzman Melanie A; Lam Tai-hing Validation of the eating disorder diagnostic scale for use with Hong Kong adolescents.The International journal of eating disorders 2007;40(6):569-74.

96) **Leichner** P, Steiger H, Puentes-Neuman G, Perreault M, Gottheil N. Validation d'une échelle d'attitudes alimentaires auprès d'une population québécoise francophone. Revue canadienne de psychiatrie, 1994, 39, 1, 49-54.

97) **Levy**, A. B., Dixon, K. N., & Stern, S. L. (1989).Howare depression and bulimia related? American Journal of Psychiatry, 146, 162-169.

98) **Leung** SF, Lee KL, Lee SM, Leung SC, Hung WS, Lee WL, et al. Psychometric properties of the SCOFF questionnaire (Chinese version) for screening eating disorders in Hong Kong secondary school students: a cross-sectional study. Int J Nurs Stud 2009; 46:239- 247.

99) **Lluch**, A., Kahn, J.P., Stricker-Konrad, A., Ziegler, O., Drouin, P., et Méjean, L. (1996). Internal validation of a French version of the Dutch Eating Behaviour Questionnaire. European Psychiatry, 11,198-203.

100) **Lowe**, M. R. (1993). The effects of dieting on eating behavior:Athree-factor model. Psychological Bulletin, 114, 100-121.

101) **Lucas**, AR; Beard, CM; O'Fallon, WM; Kurland, LT- Fifty-year trends in the incidence of anorexia nervosa in Rochester, Minnesota: a population-based study. J Am Psychiatry- 1991 - 148:917-22.

102) **Luce** KH, Crowther JH. The reliability of the Eating Disorder Examination—self-report questionnaire version (EDE-Q). Int J Eat Disord 1999; 25:349–51.

103) **Luck** A, Morgan JF, Reid F, O'Brien A, Brunton J, Price C, et al. The SCOFF questionnaire and clinical interview for eating disorders in general practice: a comparative study. British Medical Journal 2002; 325:755-756.

104) **Maître** J- « Sainte Catherine de sienne : patronne des anorexiques ? » -CLIO Histoire, femmes et sociétés- (2)-1995.

105) **Mann**, A.H., Wakeling, A., Wood, K., Monck, E., Dobbs, R. and Szmukler, G. (1983) Screening for abnormal eating attitudes and psychiatric morbidity innunselected population of 15-year-old schoolgirls. Psychol Med 13, 573- 580.

106) **Marcus**, M. D., Wing, R. R., & Hopkins, J. (1988). Obese binge eaters: Affect. cognition and response to behavioral weight control. Journal of Consulting and Clinical Psychology, 3, 433–439.

107) **Mester** H. Die Anorexia Nervosa. Springer Verlag, Berlin, 1981

108) **Mintz**, L. B., O'halloran, M. S., et Mulholland, A. M. (1997). Questionnaire for eating disorder diagnosis: reliability and validity of operationalizing DSM-IV criteria in a self-report format. Journal of Counseling Psychology, 44, 63-79.

109) **Mizes** JS. Personality characteristics of bulimic and non-eatingdisordered female controls: a cognitive behavioural perspective. Int J Eat Disord 1988;7:541–50.

110) **Mizes** JS. Criterion-related validity of the Anorectic Cognitions Questionnaire. Addict Behav 1990; 15:153–63.

111) **Mizes** JS, Christiano B, Madison J, Post G, Seime R, Varnado P. Development of the Mizes Anorectic Cognitions Questionnaire-Revised: psychometric properties and factor structure in a large sample of eating disorder patients. Int J Eat Disord 2000; 28:415–21.

112)   **Mogul** S. L (cité par Bemporad Jules R, Self-Starvation Through the Ages: Reflections on the Pre-History of Anorexia Nervosa- international journal of Eating Disorders, Vol. 19, (3), 217-237 -1996)

113)   **Mond** JM, Myers TC, Crosby RD, Hay PJ, Rodgers B, Morgan JF, et al. Screening for eating disorders in primary care: EDE-Q versus SCOFF. Behav Res Ther 2008; 46:612-622.

114)   **Montalto** NJ. Implementing the guidelines for adolescent preventive services. Am Fam Phys 1998; 57(9):2181-90

115)   **Morgan** JF, Reid F, Lacey JH. The SCOFF questionnaire: assessment of a new screenig tool for eating disorders. British Medical Journal 1999; 319:1467-1468.

116)   **Morton** R (cité par Brusset B« L'anorexie mentale des adolescents » in Lebovici S, Diatkine R., Soulé M. Nouveau traité de psychiatrie de l'enfant et de l'adolescent- Editions Presses Universitaires de France - 2004 (2) p1693-1711.

117)   **Muro**-Sans P, Amador-Campos JA, Morgan JF. The SCOFF-c: psychometric properties of the Catalan version in a Spanish adolescent sample. J Psychosom Res 2008; 64:81-86.

118)   **Nangle** DW, Johnson WG, Carr-Nangle RE, Engler LB. Binge eating disorder and the proposed DMS-IV criteria: psychometric analysis of the Questionnaire of Eating andWeight Patterns. Int J Eat Disord 1994; 16:147–57.

119)   **Nunally** J. (1978), Psychometric theory, 2ème Edition, McGraw Hill, New York.

120)   **Nylander**. The feeling of being fat and dieting in a school population: an epidemiologic interview investigation ? Acta Socio Medica Scand 1971, 1: 17-26

121)   **Ogg** EC, Millar HR, Pusztai EE, Thom AS. General practice consultation patterns preceding diagnosis of eating disorders. Int J Eat Disord 1997; 22:89-93.

122)   **Ogden** J. The measurement of restraint: confounding success and failure? Int J Eat Disord 1993; 13:69-76.

123)   **Cooper** PJ, Taylor MJ, Cooper Z, Fairburn CG. The development and validation of the Body Shape Questionnaire. Int J Eat Disord 1987; 6: 485–94.

124)   **Paker** SC, Lyons J, Bonner J. Eating Disorders in Graduate Students: Exploring the SCOFF questionnaire as a simple screening too. Journal of American college health 2005; 54:103-107.

125)   **Palmer** RL. The dietary chaos syndrom: useful new term? Br J Med Psychol 1979; 52:187–90.

126)   **Perneger** TV, Leplege A, Etter JF, Rougemont A. Validation of a French-language version of the MOS 36-Item Short Form Health Survey (SF-36) in young healthy adults. J Clin Epidemiol. 1995; 48(8):1051–1060.

127)   **Pedinielli**, J. L. (1995). Recherche clinique et méthodes quantitatives. In O. Bourguignon et M. Bydlowski, La recherche clinique en psychopathologie. Paris: P.U.F., 123-134.

128)   **Perry** L, Morgan J, Reid F, Brunton J, O'Brien A, Luck A, et al. screening for symptoms of eating disorders: reliability of the SCOFF screening tool with written compared to oral delivery. Int J Eat Disord 2002; 32:466-472.

129)   **Pichot** P et al. Un questionnaire d'auto-évaluation de la symptomatologie dépressive : le QD2. Construction, structure factorielle, propriétés métrologiques. 1984, 3:229-250

130)   **Pope**, H.G., Champoux, R.F., Hudson, J.I., 1987, Eating Disorders and Socioeconomic Class. Anorexia Nervosa and Bulimia in Nine Communities, Journal of Nervous and Mental Disease, 175, 620-623.

131)   **Probst** M, Vandereycken W, Van Coppenolle H, Vanderlinden J. The Body Attitude Test for patients with an eating disorder: psychometric characteristics of a new questionnaire. Eat Disord 1995; 3: 133–44.

132)   **Probst** M, Van Coppenolle H, Vandereycken W. Further experience with the Body Attitude Test. Eat Weight Disord 1997; 2:100–4.

133)   **Ricca**, V., Mannucci, E., Moretti, S., Di Bernardo, M., Zucchi, T., & Cabras, P. L., et al. (2000). Screening for binge eating disorder in obese outpatients. Comprehensive Psychiatry, 41, 111-115.

134)   **Rathner** G, Rainer B. The factor structure of the Anorexia Nervosa Inventory for Self-Rating in a population-based sample and derivation of a shortened form. Eur Arch Psychiat Clin Neurosci 1998; 248:171–9.

135)   **Rastam**, M., Gillberg, C., and Garton, M. (1989). Anorexia nervosa in a Swedish urban region. A population-based study.Br. J. Psychiat. 155: 642–646.

136)   **Ratté**, C, Pomerleau, G., Lapointe, C, 1989, Dépistage des troubles des conduites alimentaires chez une population d'étudiantes de niveau collégial: corrélation avec deux caractéristiques psychosociales, Revue canadienne de psychiatrie, 34, 892-897.

137)   **Rau** JH, Green RS. Compulsive eating: a neuropsychological approach to certain eating disorders. Compr Psychiatry 1975; 16:223–31.

138)   **Rogot** E, Sorhie PD, Johnson NJ, Schmitt C: A Mortality Study of 1.3 Million Persons: US National Longitudinal Mortality Study. Bethesda, Md, National Heart, Lung, and Blood Institute, 1992

139)   **Rolland**, J.P. (1994). Avant-propos. In J.R. Beech et L. Harding (traduit de l'anglais sous la direction de J.P. Rolland et J.L. Mogenet). Tests, mode d'emploi... Guide de psychométrie. Paris: ECPA.

140)   **Rosen,** J. C. (1996). Body image assessment and treatment in controlled studies of eating disorders. International Journal of Eating Disorders, 20, 331-343.

141)   **Rousseau** A, Knotter A, Barbe P, Raich RM, Chabrol H. (2005).Etude de validation de la version française du Body Shape Questionnaire. Encéphale, 31, 162-173. Current Contents/ Clinical Medicine, MEDLINE, PsycINFO, PASCAL

142)   **Russell** G. Bulimia nervosa: an ominous variant of anorexia nervosa. Psychol Med JID 1979; 9(3):429–48.

143)   **Schmitt**, N. (1996) Uses and abuses of coefficient alpha. Psychological Assessment, 8, 350-353.

144)   **Schlundt** DG, Johnson WG. Eating disorders: assessment and treatment. Boston: Allyn & Bacon, 1990.

145)   **Sheehan** DV, Lecrubier Y, Sheehan KH, Amorim P, Janavs J, Weiller E, et al. The Mini-International Neuropsychiatric Interview (M.I.N.I.): the development and validation of a structured diagnostic psychiatric interview for DSM-IV and ICD-10. J Clin Psychiatry 1998; 59 Suppl 20:22-33; quiz 34-57.

146)   **Sheehan** D., Lecrubier Y., Sheehan KH., Janavs J., Weiller E., Keskiner A. et al. (1997). The validity of the Mini International Neuropsychiatric Interview (MINI) according to the SCID-P and its reliability. Eur Psychiat, 12(5): 232-241

147)   **Sheehan** H.C (cité par Jeammet Ph - L'anorexie mentale- Doin Editeurs-1985- p. 3)

148)   **Silverman** J.A - Anorexia nervosa in seventeenth century England as viewed by physician, philosopher, and pedagogue an essay - international Journal of Eating Disorders- (5) 5 - p 847 – 853

149)   **Simmonds** M (cité par Jeammet Ph - L'anorexie mentale- Doin Editeurs-1985- p. 3)

150)   **Skrabanek** P - Notes toward the history of anorexia nervosa -1983 – Janus Leiden -1983 - 70
(1-2) 109-128.

151)   **Smart** N (cité par Bemporad Jules R, Self-Starvation Through the Ages: Reflections on the
Pre-History of Anorexia Nervosa- international journal of Eating Disorders, Vol. 19, (3), 217-237
-1996)

152)   **Smith** C, Thelen MH. Development and validation of a test for bulimia. J Consul Clin Psychol
1984, **52:** 863-872

153)   **Spitzer**, R. L., Yanovski, S., Wadden, T., Wing, R., Marcus, M. D., Stunkard, A., Devlin, M.,
Mitchell, J., Hasin, D., & Horne, R. L.: Binge Eating Disorder: Its further validation in a multisite
study. International Journal of Eating Disorders, 1993, 13: 137-153.

154)   **Stein** D.M., W. Laakso, « Bulimia: A historical perspective », International Journal of Rating
Disorders, vol. VII, n° 2, 1988.

155)   **Stice** E, Telch CF, Rizvi SL. Development and validation of the Eating Disorders Diagnostic
Scale: a brief self-report measure of anorexia, bulimia, and binge-eating disorder. Psychol
Assessment 2000; 12: 123–31.

156)   **Stice** E., 2002, «Risk and maintenance factors for eating pathology: a meta-analytic review»,
Psychol Bull, 128S (5): 825-48.

157)   **Stice** E, Fisher M, Martinez E. Eating Disorder Diagnostic Scale: additional evidence of
reliability and validity. Psychol Assessment 2004; 16:60– 71.

158)   **Streinner** DL. Starting at the begining: an introduction to coefficient alpha and internal
consistency. J Pers Assess 2003; 39:135-140.

159)   **Stunkard** AJ, Messick S. Three-Factor Eating Questionnaire (TFEQ) or Eating Inventory. In:
Rush AJ, First MB, Blacker D, editors. Handbook of psychiatric measures. 2nd ed. Washington,
DC: American Psychiatric Publishing, Inc, 2008. pp. 631–3.

160)   **Sullivan** P.F. 1995, «Mortality in anorexia nervosa», Am J Psychiatry, 152(7):1073-4.

161)   **Szmukler**, G.I. (1983) Weight and food preoccupation in a population of English schoolgirls. In: Bargman, J.G. (Ed.), Understanding Anorexia Nervosa and Bulimia, report of 4th Ross Conference on Medical Research. Colombus, OH, pp. 21-27

162)   **Theander** S: Anorexia nervosa: a psychiatric investigation of 94 female patients. Acta Psychiatr Scand Suppl214, 1970

163)   **Thelen**, M. H., Mintz, L. B., & Vander Wal, J. S. (1996). The Bulimia Test Revised: Validation With DSM-IV Criteria for Bulimia Nervosa. Psychological Assessment, 8(2), 219-221.

164)   **Timmerman** MG, Wells LA, Chen S. Bulimia nervosa and associated alcohol abuse among secondary school students. J Am Acad Child Adolesc Psychiatry 1990; 29(1):118-22.

165)   **Troop**, N. A., Serpell, L., & Treasure, J. L. (2001). Specificity in the relationship between depressive and eating disorder symptoms in remitted and nonremitted women. International Journal of Eating Disorders, 30(3), 306-311.

166)   **Vallerand**, R. J. (1989). Vers une méthodologie de validation transculturelle de questionnaires psychologiques : Implications pour la recherche en langue française. Revue canadienne de psychologie, 30, 662–680.

167)   **Vandereycken** W & van Deth R - from fasting saints to anorexic girls, New York University press 1994.

168)   **Vanderheyden**, D. A., Fekken, G. C., & Boland, F. J. (1988). Critical variables associated with binging and bulimia in a university population: A factor analytic study. International Journal of Eating Disorders, 7, 321-329.

169)   **Van Strien** T, Frijters JER, Bergers GPA, Defares PB. The Dutch Eating Behaviour Questionnaire (DEBQ) for assessment of restrained, motional, and external eating behaviour. Int J Eat Disord 1986;5: 295–315.

170)   **Van Strien**, T. (2002). The Dutch Eating Behaviour Questionnaire (DEBQ) manual. London: Harcourt.

171)   **Vitousek**, K. B., & Orimoto, L. (1993). Cognitive-behavioral models of anorexia nervosa, bulimia nervosa, and obesity. InK. S. obson & P.Kendall (Eds.), Psychopathology and cognition (pp. 191-243). San Diego, CA: Academic Press.

172)   **Wundt** (1874), op. cit., pp. 1-2; the English translation is taken from Wundt, W. (1980). Selected texts from writings of Wilhelm Wundt. Translated with commentary notes by S. Diamond. In R.W. Rieber (Ed.). Wilhelm Wundt and the Making of a Scientific Psychology. New York: Plenum, pp. 155-77, p. 157.

173) **Whipple** SB, Manning DE. Anorexia nervosa. Commitment to a multifaceted treatment program. Psychother Psychosom 1978; 30:161–9.

174) **Willi** J, Grossman S. Epidemiology of anorexia nervosa in a defined region of Switzerland - Am J Psychiatry - 1983; 140:564-567.

175) **Willi** J, Giacometti G, Limacher B. Update on the epidemiology of anorexia nervosa in a defined region of Switzerland. Am J Psychiatry 1990; 147:1514.

176) **Williamson**, D. A., Anderson, D. A., Jackman, L. P.,&Jackson, S. R. (1995). Assessment of eating disordered thoughts, feelings, and behaviors. In D. B. Allison (Ed.), Handbook of assessment measures for eating behaviors and weight-related problems: Measures, theory, and research (pp. 347-386). Thousand Oaks, CA: Sage.

177) **World Health Organisation** [WHO], the International Classification of Diseases and Related Health Problems. Geneva: WHO; 1992

178) **Wright** JG, Young NL. A comparison of different indices of responsiveness. J Clin Epidemiol 1997; 50:239–46.

179) **Zweig** MH, Campbel G. Receiver-operating characteristic (ROC) plots: a fundamental evaluation tool in clinical medicine. Clin Chem 1993; 39:561-577.

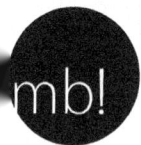

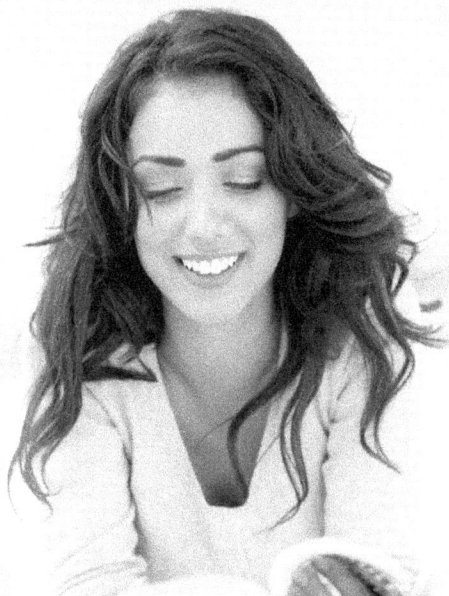

www.ingramcontent.com/pod-product-compliance
Lightning Source LLC
Chambersburg PA
CBHW021058210326
41598CB00016B/1247